Fühl dich wohl in deiner Haut!

Ein Lese- und Bilderbuch für Kinder mit Neurodermitis und ihre Eltern

von Ute Bock, Imke Ehlers und Margitta Worm

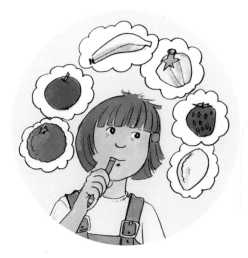

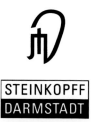

STEINKOPFF
DARMSTADT

Schriftenreihe

INSTITUT DANONE FÜR ERNÄHRUNG

Die Deutsche Bibliothek – CIP-Einheitsaufnahme

Bock, Ute:
Fühl dich wohl in deiner Haut! : ein Lese- und Bilderbuch für Kinder
mit Neurodermitis und ihre Eltern / von Ute Bock, Imke Ehlers und
Margitta Worm. – Darmstadt : Steinkopff, 1999
  (Schriftenreihe / Institut Danone für Ernährung)
  ISBN 3-7985-1157-8

© by Dr. Dietrich Steinkopff Verlag, GmbH & Co. KG, Darmstadt 1999
  Printed in Germany

Verlagsredaktion: Sabine Ibkendanz
Buchgestaltung u. Illustrationen: Atelier Krückemeier, Bielefeld
Druck und Weiterverarbeitung: Druckerei Strothmann, Bielefeld
Gedruckt auf säurefreiem Papier

Vorwort

Das vorliegende Buch soll als Eltern-Vorlesebuch für Kinder mit atopischer Dermatitis (Neurodermitis) in pädagogischer Weise auf die Erkrankung mit ihren Konsequenzen im Alltagsleben eingehen. Wichtige Informationen zur Krankheitsentstehung und zur Therapie sind für die Eltern in kleinen Informationskästchen zusammengefaßt, so daß diese Informationen während des Vorlesens leicht aufgenommen werden können.

Da Nahrungsmittelallergien bei Kindern mit atopischer Dermatitis eine wichtige Rolle spielen, werden Diagnostik und Diätbehandlung einer Nahrungsmittelallergie besonders berücksichtigt. Beim Vorliegen einer Nahrungsmittelallergie bei ihrem Kind können die Eltern dem Anhang wichtige Tips entnehmen, der speziell ernährungsmedizinisch ausgerichtet ist.

Soweit möglich sollten die Diagnostik und Therapie der atopischen Dermatitis im Kindesalter interdisziplinär durch Kinder- und Hautärzte erfolgen. Diese Zusammenarbeit ermöglicht ein optimales Therapiekonzept mit sinnvollen Maßnahmen zur Behandlung des Krankheitsbildes und sollte idealerweise in enger Kooperation mit Ernährungsfachkräften, die auf dem Gebiet der Allergologie und/oder der atopischen Dermatitis spezialisiert sind, erfolgen. Dem betroffenen Kind erlaubt dieses Buch eine eigenständige Auseinandersetzung mit dem Problem »Krankheit« und damit auch eine persönlichkeitsgerechte Bewältigung.

In diesem Sinne wünsche ich dem Vorlesebuch allen Erfolg!

Prof. W. Sterry
Direktor der Klinik für Dermatologie, Venerologie
und Allergologie mit Asthmapoliklinik
Universitätsklinikum Charité
Humboldt-Universität zu Berlin

Das ist Anna

Sie kennt ihren Körper schon gut. Als sie noch viel kleiner war, spielte Oma mit ihr das Ratespiel. Oma stupste sie auf die Nase oder zwickte sie ins Ohr, und Anna sagte dann: »Nase«, »Ohr«. Manchmal zeigte Oma auch auf die Augen oder auf den Mund. Oma hatte ihr auch erklärt, was sie mit der Nase, den Ohren, den Augen und dem Mund alles macht. Anna wußte jetzt: Mit der Nase kann sie riechen. Mit den Ohren kann sie hören. Mit den Augen kann sie sehen, und mit dem Mund kann sie schmecken. Nur als ihr Oma das mit der Haut erklärte, wunderte sich Anna. Alles schien seinen Platz zu haben: Die Nase war mitten im Gesicht, die Ohren waren am Kopf, die Augen waren unter der Stirn, und der Mund war unter der Nase. Nur die Haut, die schien überall zu sein: an Annas Beinen, an Annas Armen, auf ihrem Bauch, auf ihrem Rücken, am Kopf und im Gesicht. »Die Haut ist wie eine Schutzhülle«, hatte Oma gesagt. »Sie bedeckt deinen ganzen Körper. Mit der Haut kannst du fühlen.« Anna

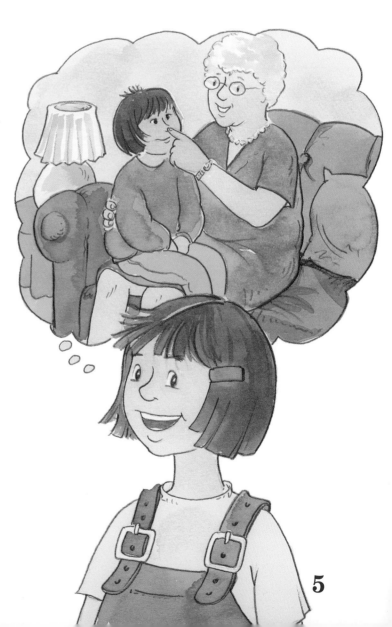

dachte an Max, ihren Teddy. Ohne Max wollte sie niemals einschlafen. Er war ganz kuschelig und weich. Oma erzählte weiter, daß auf der Haut kleine Härchen wuchsen, die sich aufrichteten, wenn Anna fror. »Das nennt man eine Gänsehaut«, hatte Oma gesagt. Anna wollte das nicht glauben. Natürlich war sie alt genug, um zu wissen, daß Hunde und Katzen Haare haben. Man nannte das Fell. Anna und Haare auf der Haut? Auf dem Kopf schon, aber auf der Haut?

Anna beschloß, bis zum nächsten Tag zu warten. Gleich nach dem Frühstück nahm sie die große Lupe aus der Schublade im Wohnzimmerschrank und schaute sich ihre Haut an. Zuerst betrachtete Anna ihre Handfläche. Sie staunte: Alles war viel größer unter der Lupe. Ein großer Strich zog sich über ihre Hand. Aber Härchen sah sie keine. Erst als sie mit der Lupe den Arm hinauf wanderte, sah sie ganz feine Härchen. Da hatte die Oma also doch recht gehabt! Anna nahm die Lupe in die andere Hand und schaute sich jetzt den anderen Arm an. Auch hier sah sie winzige Härchen, die nicht viel anders waren als die von Max. Anna fiel die Stelle in

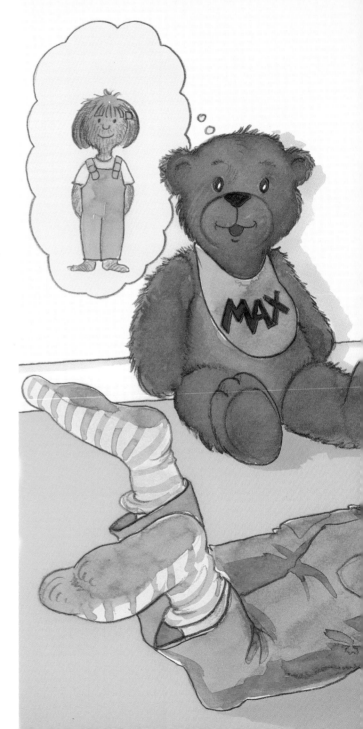

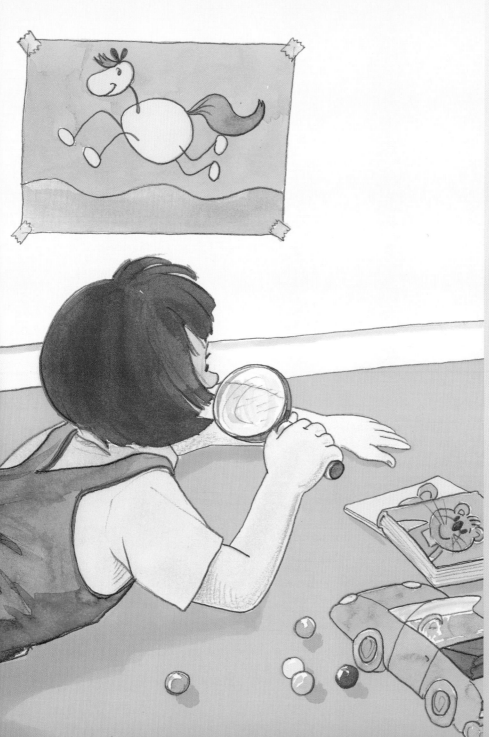

Die Haut und ihre Funktionen

Die Haut ist das größte Organ des Körpers und grenzt unseren Organismus gegenüber der Umwelt ab. Zahlreiche unterschiedliche Zellarten befinden sich in der Haut, die aus verschiedenen Schichten aufgebaut ist. Die Zellen in der Oberhaut schützen den Organismus vor physikalischen (UV-Licht) und chemischen (Säuren und Basen) Einflüssen. In der Unterhaut befinden sich Bindegewebszellen für die Elastizität und Straffheit, Blutgefäße für die Blutversorgung, Nervenzellen für Sinnesfunktionen (z.B. Temperatur und Empfindung) und Immunzellen für die Abwehr krankheitsauslösender Erreger.

Andere lebenswichtige Aufgaben wie Fühlen oder Schwitzen werden ebenfalls durch die Zellen der Haut erfüllt.

der Armbeuge ein, die immer so juckte. »Ob die Haut da wohl anders aus-
sieht?«, fragte sich Anna. Mit der
Lupe wanderte sie dorthin und schaute sich die Stelle ganz genau an. Was
für eine Überraschung! Es waren fast
keine Härchen zu sehen, aber die
Haut an dieser Stelle sah viel roter
aus, und durch die Lupe sah sie kleine
Furchen.

Als Anna am nächsten Morgen
beim Frühstück ihren Kakao trank,
sagte die Mutter: »Trödle nicht so,
Anna, wir haben doch heute den
Termin beim Arzt!« Das hatte Anna
natürlich ganz vergessen. Mama
hatte den Termin gemacht, weil
sie sich Sorgen machte wegen der
roten Flecken an Annas Armen
und Beinen. Außerdem kratzte
sich Anna in letzter Zeit sehr
häufig und schlief nachts schlecht.

Auf dem Weg zum Doktor dachte
Anna an die vielen Spiele im Wartezimmer und freute sich. Außerdem
würde ihr Mama bestimmt etwas
vorlesen.

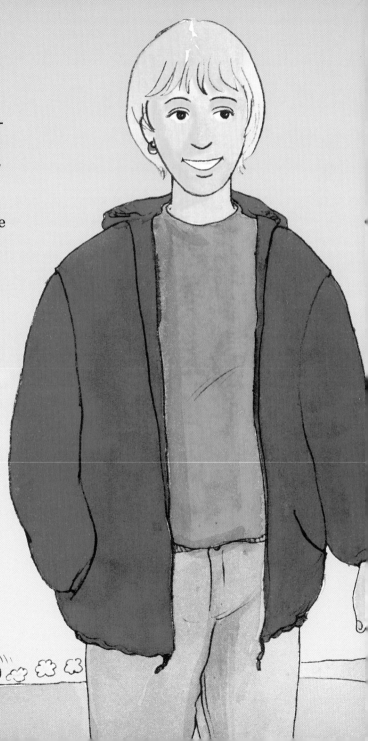

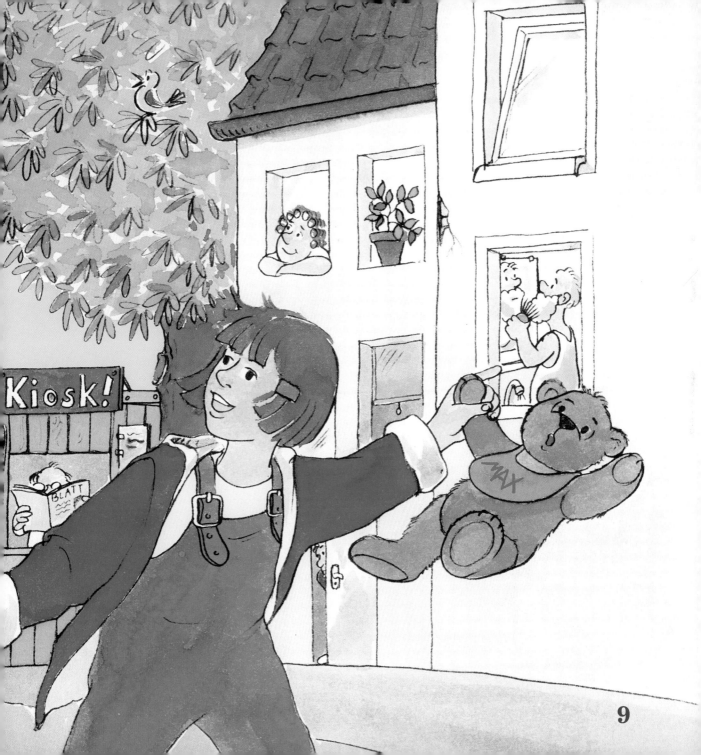

9

Anna beim Doktor

Als sie die Praxis betraten und
Mama sie anmeldete, schaute Anna
neugierig ins Wartezimmer. Sie sah
eine Kiste mit Kinderbüchern und
zwei Jungen, die miteinander Memory
spielten. »Ob die mich wohl mitspielen
lassen?«, dachte Anna. Einer der beiden Jungen schaute auf und lächelte
Anna an.

Obwohl Anna ein bißchen schüch-
tern war, lächelte sie zurück und ging
auf sie zu. »Hallo, ich bin Anna«, sagte
Anna, »und wer seid ihr?« Der kleinere
von beiden hieß Georg und der größere
Tom. »Willst du mitspielen?«, fragte
Tom. Na klar wollte Anna mitspielen.
Als Georg eine Karte umdrehte, bemerkte Anna, daß er ganz rote Flecken
an den Händen hatte. Als sie ihn
genauer anschaute, bemerkte sie auch
ein paar von den Flecken im Gesicht.
»Ob bei Georg die Haut wohl auch so
juckt wie meine?«, fragte sich Anna.

Es dauerte nicht mehr lange und
Anna wurde aufgerufen. »Guten Tag,
Frau Werner, guten Tag, Anna«, sagte
der Arzt und gab beiden die Hand.

10

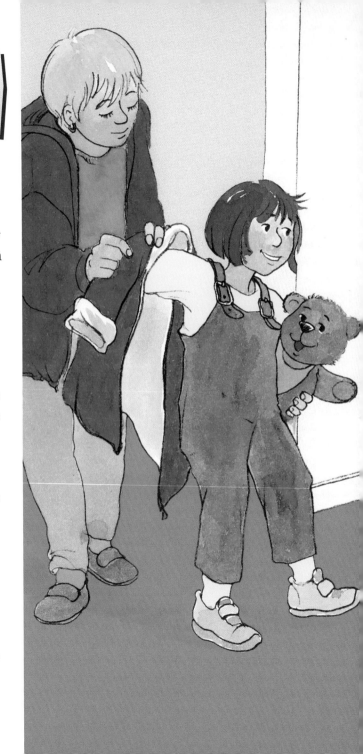

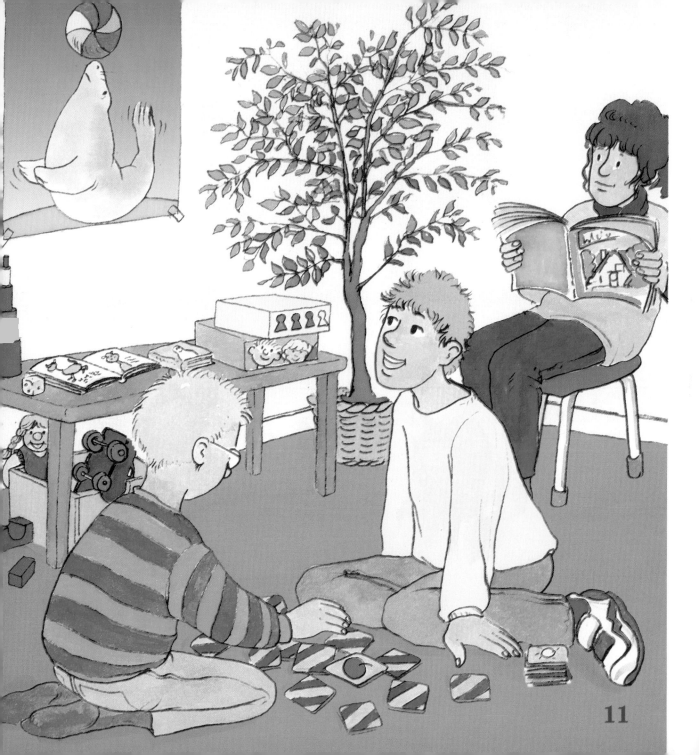

Er lächelte Anna an und fragte:
»Na, was hast du denn für Beschwerden?« Mama fing an zu erzählen und krempelte Annas Ärmel und Hosenbeine hoch. Sie erzählte von Annas roten Flecken, die oft so schrecklich juckten, daß Anna nicht schlafen konnte. »Manchmal sind sie auch fast verschwunden«, sagte Annas Mama.

Der Doktor schaute sich Annas Haut genauer an: »Tja, das sieht mir wie eine Neurodermitis aus.« Anna versuchte, sich an das Wort zu erinnern, konnte es aber nicht. Ein ziemlich schwieriges Wort. Auch Mama, die sonst immer so viel wußte, schaute den Doktor ratlos an.

»Frau Werner, es handelt sich dabei um eine Entzündung in der Haut, die mit Juckreiz einhergeht. Sie kann viele Auslöser haben, unter anderem auch Lebensmittel. Wir müssen jetzt feststellen, ob, und wenn ja, welche Nahrungsmittel Hautreaktionen bei Anna hervorrufen.«

Anna sah den Doktor fragend an. Er lächelte und sagte: »Na Anna, jetzt verstehst du wohl überhaupt nichts mehr, oder? Weißt du, warum deine Haut manchmal so juckt?« Anna schüttelte den Kopf. »In deiner Haut

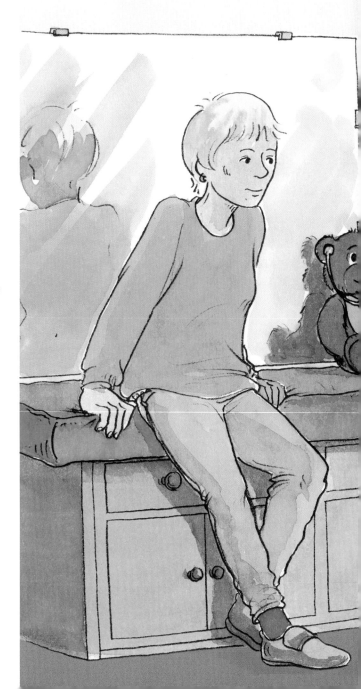

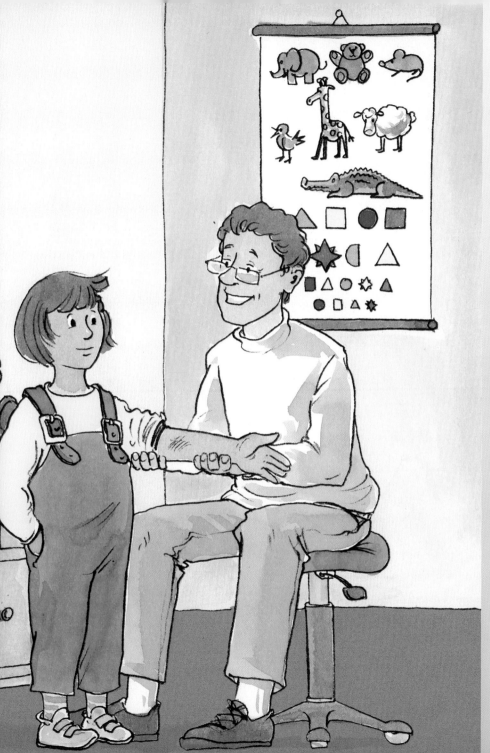

Was ist Neurodermitis?

Die Neurodermitis oder atopische Dermatitis (AD) ist eine chronische, in Schüben verlaufende Hauterkrankung, die mit starkem Juckreiz einhergeht. Sie tritt in der Bevölkerung in Deutschland bei ca. 10% der Menschen auf. Überwiegend sind Säuglinge und Kleinkinder betroffen. Bei bis zu 80% der Kinder ist die Neurodermitis mit dem Eintritt in die Schule wieder verschwunden. Säuglinge können bereits nach der Geburt Ekzeme ausbilden, besonders im Gesichts- und Kopfbereich, häufiger entwickeln sich die Ekzeme jedoch zwischen dem 3. und 6. Lebensmonat. Im Kleinkindesalter (2-4 Jahre) sind neben dem Gesichts- und Kopfbereich häufig die Ellen- und Kniebeugen sowie die Hand- und Fußgelenke mitbetroffen, in seltenen Fällen kann der ganze Körper befallen sein. Die Haut ist trocken, gerötet, gelegentlich nässend und häufig schuppend.

leben kleine Zellen, die meistens ruhig sind und schlafen. Manchmal werden sie jedoch in ihrem Schlaf gestört, dann ärgern sie sich und lassen deine Haut jucken.« Anna bekam ganz große Augen. »Du brauchst aber keine Angst zu haben«, sagte der Doktor, »wir werden herausfinden, was die Zellen in deiner Haut ärgert, und dann können sie wieder schlafen. Es kann z.B. sein, daß sie Zitronen nicht mögen, und immer, wenn du welche ißt, fängt deine Haut an zu jucken.«

»Darf ich dann keine Zitronen essen?«, fragte Anna und freute sich, denn Zitronen mochte sie sowieso nicht. »Das ist möglich«, antwortete der Doktor, »wir sollten aber erst einmal genau prüfen, was die Zellen in deiner Haut nicht mögen. Dazu muß ich dir jetzt Blut abnehmen. Es wird ein bißchen piken, aber davor brauchst du keine Angst zu haben. Es tut bestimmt nicht weh. Außerdem solltest du mit deiner Mama ein Tagebuch führen. Ihr schreibt alles auf, was du am Tage ißt und womit du spielst. Am Abend schaust du dann nach, ob deine Haut wieder rot ist und juckt.«

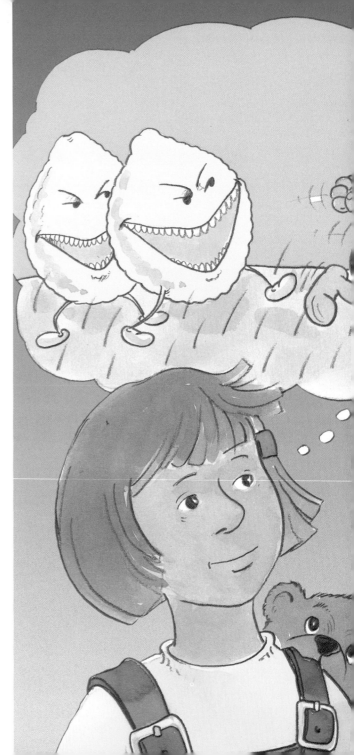

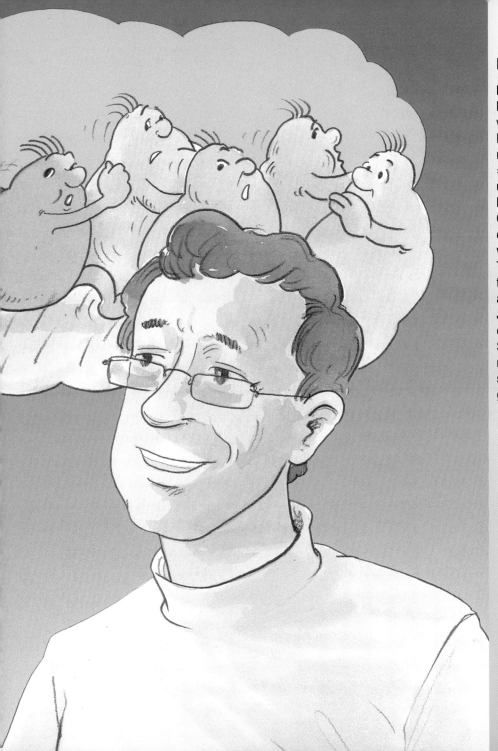

Krankheitsentstehung

Bei der Krankheitsentstehung der Neurodermitis spielen Störungen auf verschiedenen Hautebenen eine Rolle: In der Oberhaut ist die Barrierefunktion herabgesetzt, so daß »unerwünschte« Substanzen aus unserer Umwelt leichter über die Haut aufgenommen werden können. Gleichzeitig wird in der Unterhaut eine Störung der Immun- und Nervenzellen beobachtet. Sogenannte T-Helfer-Zellen lösen über bestimmte Entzündungsstoffe die Ekzemreaktion aus (Rötung, Schuppung und Jucken der Haut). Diese ist oft mit einer überstarken Immunantwort auf Stoffe aus unserer Umwelt (Allergene wie Pollen, Tierhaare, Hausstaubmilben oder Nahrungsmittel) gekoppelt.

Dann gab der Doktor Anna noch zwei Cremes für ihre Haut mit, eine für jeden Tag und eine gegen schlimmes Jucken und sagte: »Beim nächsten Mal pike ich dich noch einmal, aber das tut auch nicht weh. Wir sehen uns dann in zwei Wochen wieder.«

Das Tagebuch

Auf dem Heimweg lauschte Anna ganz gespannt, was ihr die Mama erzählte. Sie mußten von nun an die juckenden Stellen zweimal täglich eincremen. Außerdem würde sie mit Mama ein Tagebuch über ihr Essen schreiben. Da hatte Anna eine Idee. Sie würde zu allem, was Mama aufschreiben würde, ein Bild malen!

Anna freute sich jetzt schon auf die vielen bunten Bilder.

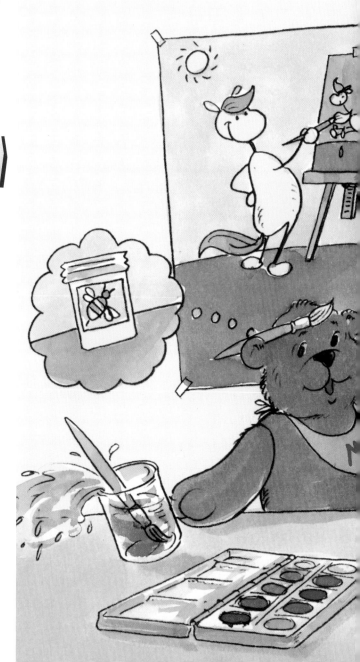

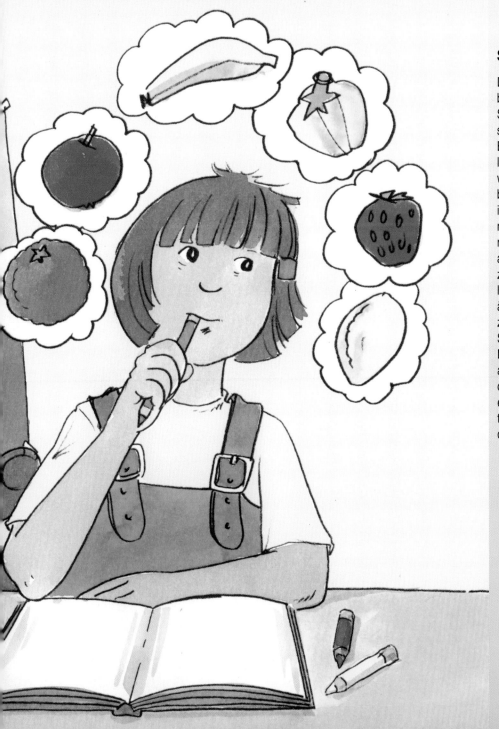

Symptomtagebuch

Die Führung eines Symptomtagebuchs ist eine wichtige Hilfe bei der Suche nach Auslösern von Ekzemschüben. Täglich schreiben die Betroffenen detailliert den Tagesablauf auf: wann und was gegessen worden ist, ob Kontakt zu Tieren bestand, ob es längere Aufenthalte im Freien gab. Zusätzlich wird notiert, wann und welche Symptome (z.B. Juckreiz und/oder Rötung) aufgetreten sind. Aus diesen Aufzeichnungen ist es dem Arzt möglich, Verdachtsmomente hinsichtlich äußerer Einflüsse auf die Krankheit zu erhalten. Nicht umsonst wird die Suche nach Auslösern häufig als Detektivspiel bezeichnet. Werden aufgrund des Erstgesprächs und/oder der Tagebuchaufzeichnungen ein oder mehrere Auslöser verdächtigt, folgen verschiedene Tests, um diesen Verdacht zu untermauern.

Creme für Anna und die Murmis

Am Abend war Mama beim Sport, und Anna wurde von Papa ins Bett gebracht. Er rieb Anna die Kniekehlen und die Arme mit der neuen Creme ein. »Mmh, das tut gut.« Anna dachte noch einmal an die Zellen, von denen ihr der Doktor erzählt hatte, und an das Tagebuch. »Morgen, wenn ich das Frühstück gemalt habe, werde ich eine Zelle malen, eine, die ganz tief schläft – wie ein Murmeltier.«

Papa nannte sie manchmal so, wenn sie morgens so müde war, daß sie nicht aufstehen wollte. »Und die Zelle nenn' ich Murmi, denn der Doktor hat gesagt, daß sie am liebsten schläft.«

Sie drückte Max, ihren Teddy, fest an sich und stellte sich erst einen Murmi, dann zwei und dann ganz viele Murmis vor, die alle schliefen. »Wie werden die wohl aussehen, wenn sie sich ärgern?«, fragte sich Anna und schlief ein.

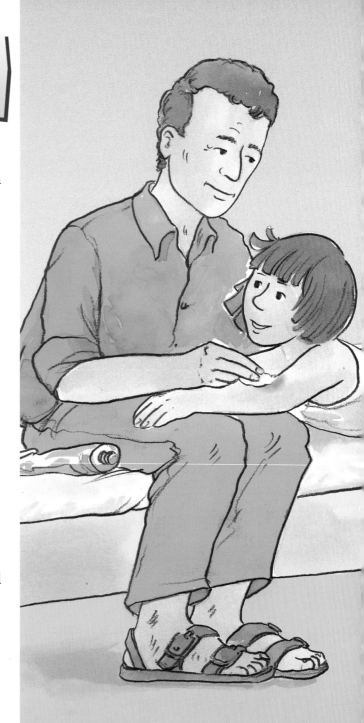

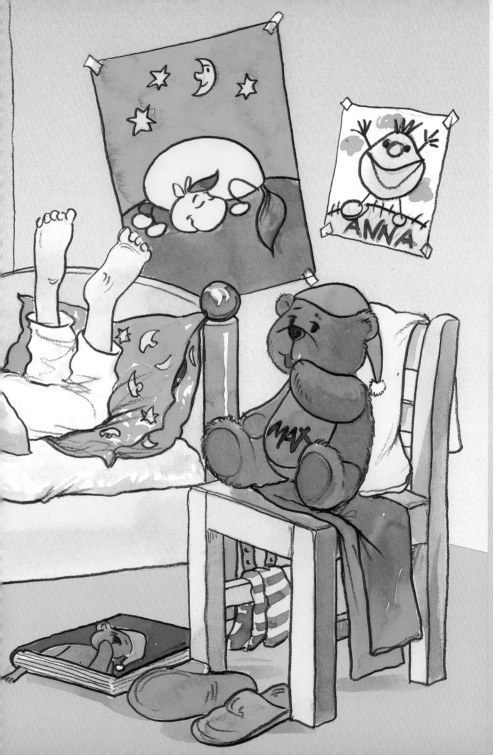

Hautpflege

Die regelmäßige Hautpflege (Basispflege) mit rückfettenden Salben spielt bei der Behandlung der Neurodermitis eine wichtige Rolle. Durch den Zusatz von Harnstoff in geringen Konzentrationen (3-5%) in der Salbe wird die herabgesetzte Barrierefunktion der Haut stabilisiert. Da die Besiedelung der Haut mit Bakterien einen entzündungsfördernden Einfluß hat, wird der Pflegesalbe oft ein antibakterieller Wirkstoff zugesetzt.

In besonders entzündlichen, nässenden Phasen des Ekzems sollten wasserhaltige Salbengrundlagen wie Cremes oder Lotionen angewandt werden, während trockene, schuppende Hautareale mit fetthaltigen Salben behandelt werden.

Zum Baden sollten gleichfalls rückfettende Badezusätze oder Badeöle benutzt werden. Wichtig ist es, die Badezeit auf maximal 15 Minuten zu begrenzen und nach dem Abtrocknen die Haut sofort einzucremen. Die frisch gebadete Haut nimmt besonders gut die rückfettenden Salben auf!

19

Am Morgen, als sich Anna an den Frühstückstisch setzte, lag ein Buch auf dem Tisch. Anna wußte, daß das ihr neues Tagebuch war. Als Mama alles hineingeschrieben hatte, was Anna gegessen hatte, fing sie an zu malen: ein kleines Schüsselchen Cornflakes, eine halbe Scheibe Toastbrot mit Butter und Marmelade, ein Glas Kakao und ein paar kleine Stückchen Apfel.

Plötzlich klingelte das Telefon, und Mama verschwand im Wohnzimmer. Als sie wiederkam, fragte sie Anna: »Würdest du gerne heute Nachmittag mit mir die Simone besuchen?« Simone war Mamas Freundin, und Anna hatte eigentlich keine Lust, denn es war meist ziemlich langweilig. Aber dann sagte Mama: »Die Simone hat sich ein kleines Kätzchen angeschafft, das könntest du dir dann anschauen.« Anna freute sich: »Ein Kätzchen, so ein Kätzchen wie damals auf dem Bauernhof? Au ja!« Zum Mittagsschlaf hatte Anna überhaupt keine Lust mehr. Sie war viel zu neugierig auf das Kätzchen.

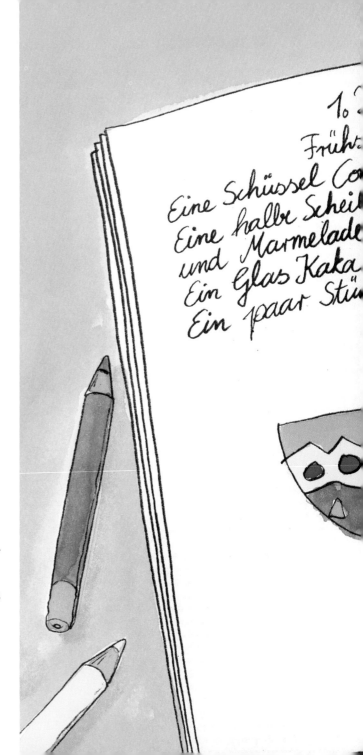

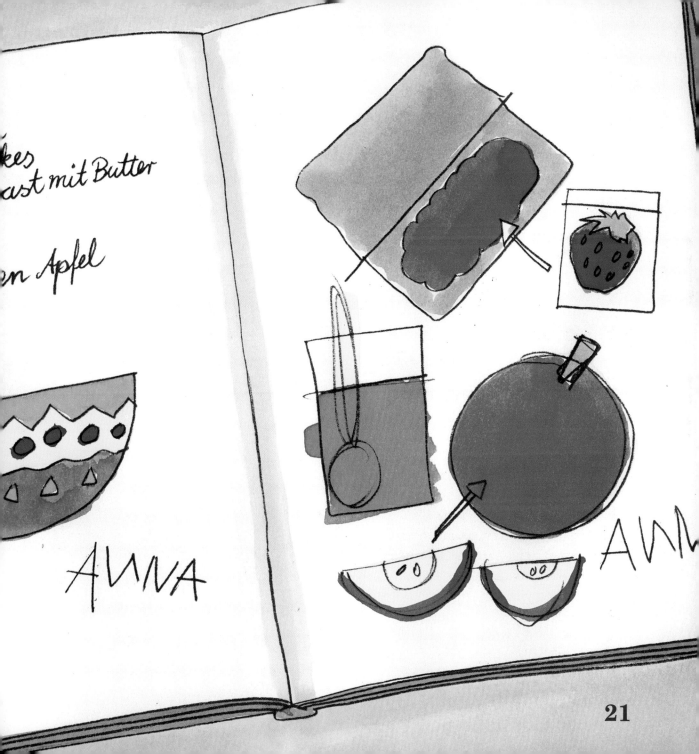

Anna und das Kätzchen

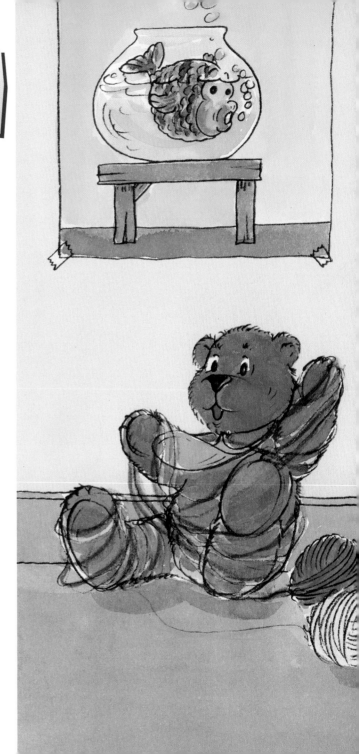

Aber endlich war es soweit. Simone wohnte um die Ecke. Als Simone sie begrüßte, konnte Anna es kaum noch abwarten, das Kätzchen zu sehen. »Du würdest wohl gerne meine neue Mitbewohnerin kennenlernen«, fragte Simone und lächelte Anna an. »Dann komm mal mit.« Simone führte Anna und ihre Mama in die Küche und zeigte auf ein kleines Körbchen neben dem Küchenschrank. »Das ist Elfie«, sagte Simone, »wenn du möchtest, kannst du sie streicheln.« Anna bückte sich und berührte das kleine Kätzchen ganz vorsichtig. Elfie schien das zu gefallen. Sie gab ein merkwürdiges Geräusch von sich, aber seit Mama ihr manchmal aus dem Katzenbuch vorlas, wußte Anna, daß man das schnurren nennt.

Während es sich Mama mit Simone im Wohnzimmer bequem machte, streichelte Anna das Kätzchen. Auf einmal schien Elfie munter zu werden. Sie reckte die Pfote nach dem Strohhalm neben dem Körbchen. Anna nahm den Strohhalm und bewegte ihn hin und her. Nun war Elfie wach.

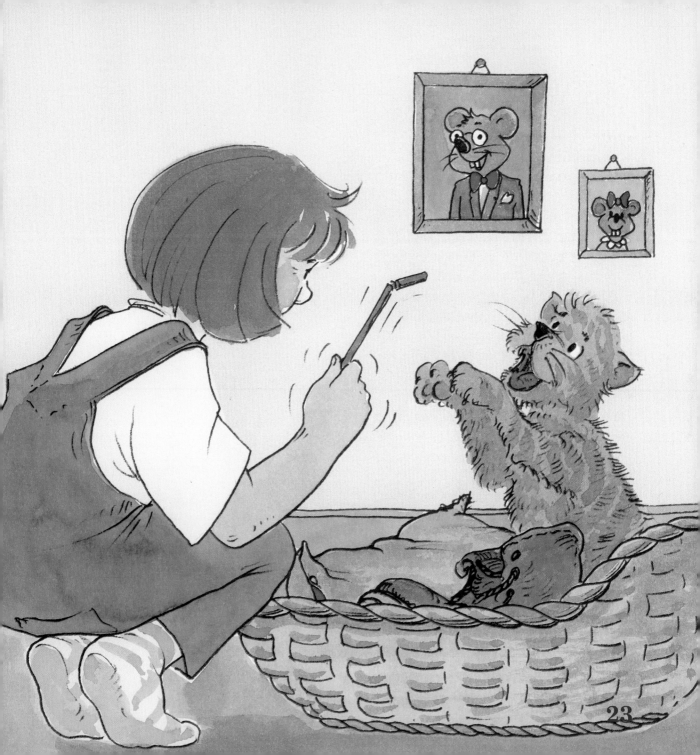

Sie lief übermütig durch die Küche und folgte jeder Bewegung, die Anna machte. »So ein Kätzchen hätte ich auch gerne«, sagte Anna, als die Mama ihr half, Jacke und Schuhe anzuziehen. Mama sagte: »Wir sind doch öfter bei Simone, dann kannst du immer mit Elfie spielen.«

Nach dem Abendbrot war Anna sehr müde. »Da wirst du wohl heute nichts mehr in unser Tagebuch malen«, meinte Mama. »Laß uns zusammen hineinschreiben, was du zum Abendbrot gegessen hast.« Anna überlegte: »eine Scheibe Brot mit Käse, einen Joghurt und ein Würstchen.« »Na wir wollen mal nicht übertreiben, das war höchstens ein halbes Würstchen, das du gegessen hast. Gut, daß ich es aufschreibe, denn halbe Würstchen malen sich schlecht«, sagte die Mutter.

Als Anna nach dem Waschen und Zähneputzen endlich im Bett lag, kam der Papa mit der Creme. »Na Anna, was willst du zuerst, die Creme oder die Gute-Nacht-Geschichte?« »Die Creme«, sagte Anna, denn ihre Haut juckte auf einmal ganz fürchterlich. Es tat gut, als Papa die Creme auf Arme und Beine auftrug, und Anna rief: »Jetzt die Geschichte!«

24

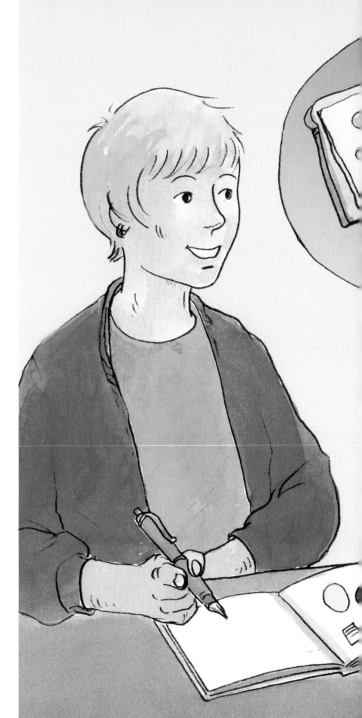

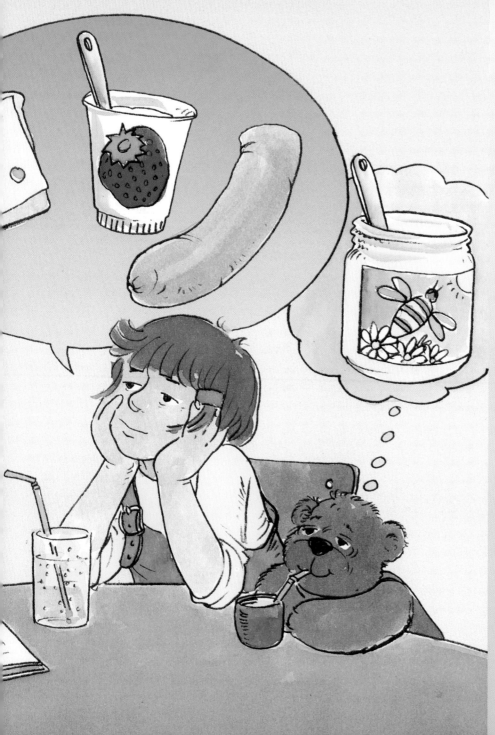

Kortisonbehandlung

Während stark entzündlicher und dann juckender Ekzemschübe ist eine Behandlung mit einer wirkstoffhaltigen Salbe (Kortisonsalbe) erforderlich, die der Entzündung und dem daraus folgenden Juckreiz effektiv entgegenwirkt. Der Juckreiz und das darauffolgende Kratzen verstärken die Entzündungsreaktion in der Haut, die wiederum mit erneutem Juckreiz reagiert. Das Kortison kann diesen Juckreiz-Kratz-Zyklus durchbrechen. Die Salbe sollte in Intervallen benutzt werden (wenige Tage Kortisonbehandlung, z.B. 3-5 Tage), während die Basispflege dauerhaft erfolgen sollte. Diese Intervallbehandlung verhindert, daß sich mögliche Nebenwirkungen des Kortisons, wie Dünnerwerden der Haut und eine erhöhte Verletzbarkeit, entfalten.

25

Während Anna der Geschichte lauschte, juckte es schon wieder so doll, daß sie sich kratzen mußte. »Ich glaube, die Murmis ärgern sich«, sagte Anna. Papa hörte auf zu lesen: »Du sollst dich doch nicht kratzen, Anna! Heute ist es wohl besonders schlimm. Soll ich dann heute mal die andere Creme auftragen?«. »Ja«, sagte Anna ein bißchen quengelig, denn sie war schon sehr müde.

Die Murmis wollen nicht schlafen

Anna schlief gar nicht gut in dieser Nacht. Sie träumte zwar vom Kätzchen, aber das Jucken an den Armen und Beinen hörte nicht auf und machte Anna immer wieder wach. »Warum wollen die Murmis denn nicht schlafen?« fragte sich Anna.

Am nächsten Morgen kam Mama in ihr Zimmer: »Guten Morgen, mein Schatz.« Sie schaute Anna an und merkte sofort, daß etwas nicht stimmte. Anna war so müde, als ob sie gar nicht geschlafen hätte.

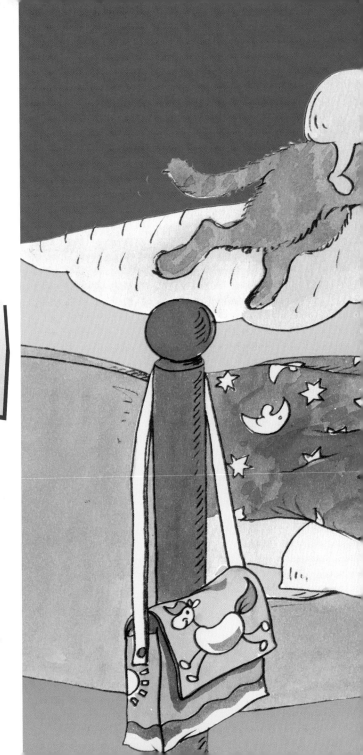

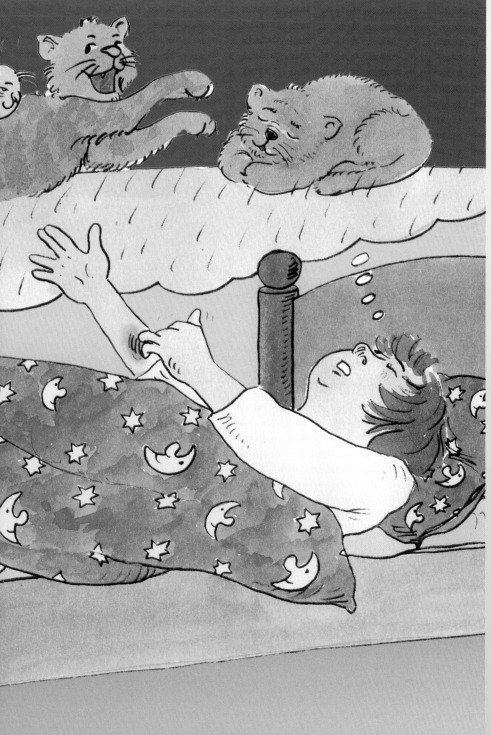

Einflußfaktoren

Zahlreiche Faktoren beeinflussen den Zustand der Haut eines Neurodermitikers und können einen Ekzemschub verursachen. Hierzu gehören physikalische und chemische Faktoren, die in die empfindliche Haut mit ihrer gestörten Barrierefunktion eindringen und einwirken: Wasser, Hitze, aber auch Fasermaterial wie z.B. Wolle können eine Irritation der Haut bewirken, die zu Juckreiz und zu einer Ekzemreaktion führen kann. Deshalb sollte luftige, weiche Kleidung mit gut verträglichen Materialien wie z. B. Baumwolle gewählt werden. Neben physikalischen und chemischen Faktoren können auch Allergene aus der Luft (Pollen, Tierhaare, Schimmelpilze und Hausstaubmilben) über die Haut aufgenommen werden. Nahrungsmittelallergene dagegen werden über den Magen-Darm-Trakt aufgenommen und gelangen über den Blutkreislauf in den Körper.

Mama setzte sich an Annas Bett und bemerkte die roten Flecken an Annas Armen. An einigen Stellen war die Haut wund: »Da hast du ja ordentlich gekratzt.« Auch die Kniekehlen waren ganz rot. »Na komm, Anna, wir schauen jetzt erst einmal, was du heute anziehst, am besten etwas Kurzärmeliges, und dann mach' ich dir ein schönes Frühstück.«

Das Frühstück schmeckte Anna an diesem Tage nicht, obwohl sie ihren Lieblingsjoghurt bekam. An den Armen und Beinen juckte es noch immer, wenn auch nicht mehr ganz so schlimm wie in der Nacht. Aber sie durfte sich ja nicht kratzen. Das würde die Murmis noch mehr ärgern, hatte der Doktor gesagt.

Aber am Abend war Annas Haut wieder besser geworden. Als ihr Papa vor der Gute-Nacht-Geschichte die Arme und Beine mit der Creme einrieb, waren die roten Flecken weniger geworden. Auch juckte Annas Haut nicht mehr ganz so schlimm. Vom Wohnzimmer aus rief Annas Mama noch dem Papa zu: »Und vergiß nicht, in das Tagebuch zu schreiben, wie es Annas Haut geht!«

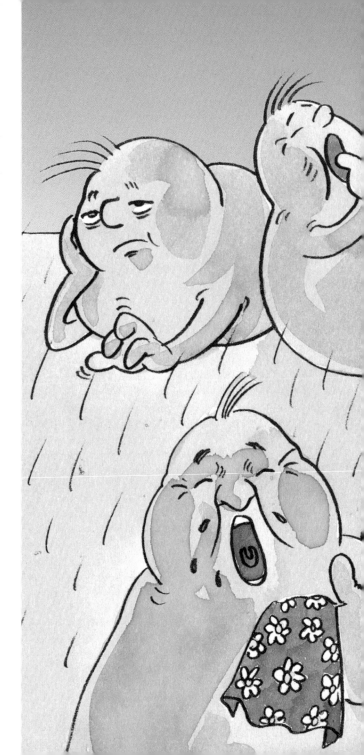

28

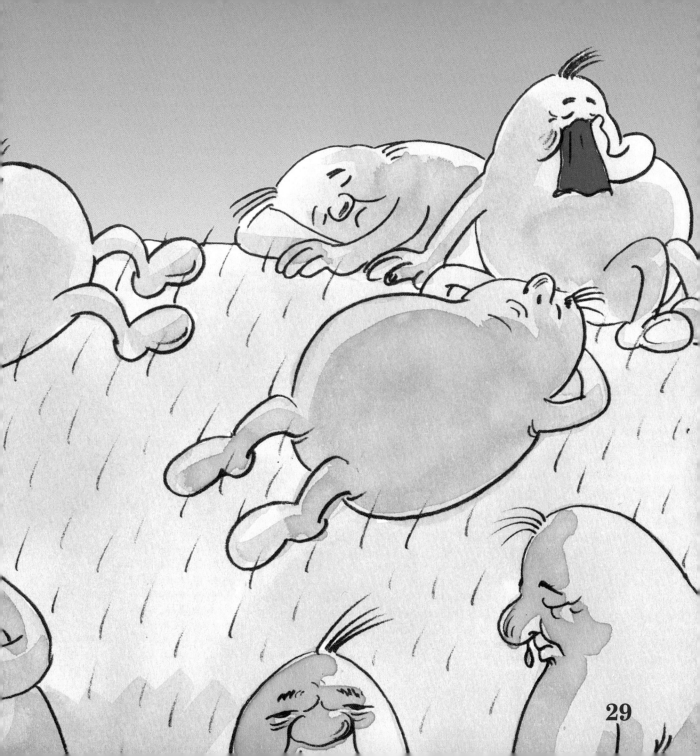

Anna auf dem Wochenmarkt

In den nächsten Tagen malte Anna viele Bilder in ihr Tagebuch. Einmal war sie mit Mama auf dem Markt und kaufte frisches Obst und Gemüse ein. Der Obst- und Gemüsestand gefiel Anna sehr. Ganz bunt war er. Die Tomaten waren rot, die Gurken grün, der Blumenkohl und der Rettich weiß, die Möhren orange, und die Kartoffeln waren braun. Auf der anderen Seite beim Obst sah Anna dann noch andere Farben. Es gab lila Pflaumen und gelbe Birnen.

Das Gemüse brauchte Mama für einen Auflauf. Erst wußte Anna nicht so recht, was das ist, aber dann schaute sie Mama zu und half ihr sogar, das Gemüse zu waschen und zu schneiden. Zum Schluß wurde alles mit Käse bedeckt und in den Backofen geschoben.

Das war lecker. Nach dem Abendbrot malte Anna all das in ihr Buch, was sie gegessen hatte: Blumenkohl, Zwiebeln, Schnittlauch, Käse und Nudeln. Im Tagebuch waren nun die schönsten Bilder zu sehen:

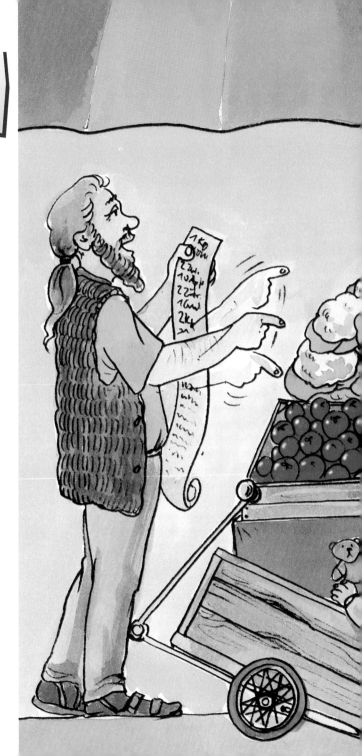

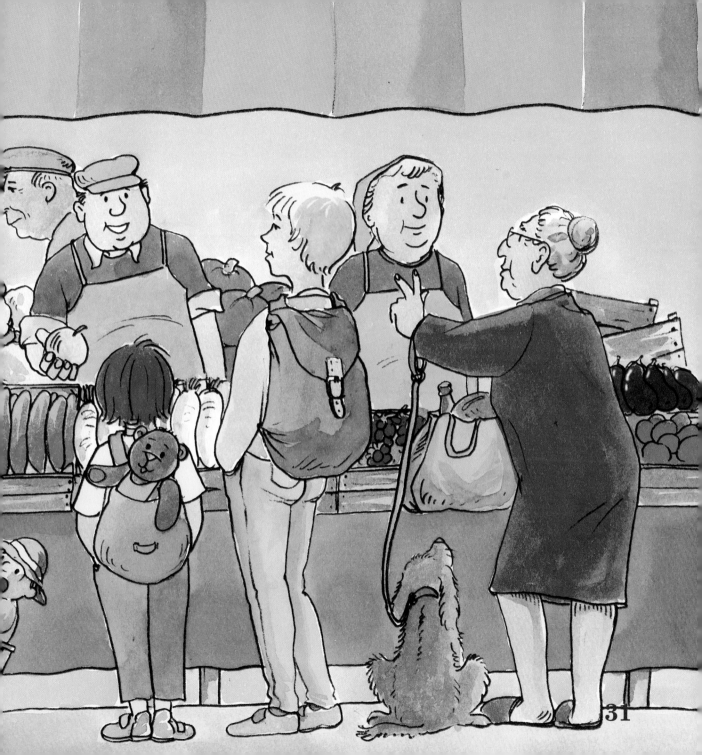

Nudeln, Eiscreme, viele Gemüse-
und Obstsorten, Brot, Schweinebraten,
Klöße, Reis, Pizza, Pommes Frites,
Würstchen und noch vieles mehr.
Und Mama oder Papa hatten auf-
geschrieben, wie es Annas Haut ging.

Anna merkte, daß es Essen gab,
über das sich die Murmis ärgerten.
Vor ein paar Tagen hatte es bei Oma
Eierkuchen gegeben, und am Abend
hatte Annas Haut ganz doll gejuckt, so
wie an dem Tag, als sie bei Simone
war und mit dem Kätzchen gespielt
hatte.

Dann waren zwei Wochen um.
Anna war aufgeregt. Eigentlich hatte
sie ein bißchen Angst, denn der Doktor hatte gesagt, er müsse Anna noch
einmal piken. Dennoch freute sich
Anna, denn sie würde dem Doktor ihr
Tagebuch zeigen. Der Doktor würde
staunen, was sie gemalt hatte.

Im Wartezimmer fiel ihr Georg ein.
Sie schaute sich um, sah aber weder
Georg noch irgendein anderes Kind,
das sie kannte. Sie war froh, daß sie
schnell an der Reihe waren.

Der Doktor begrüßte sie: »Na Anna,
wie geht's? Hast du auch dein Sym-
ptomtagebuch geführt?«

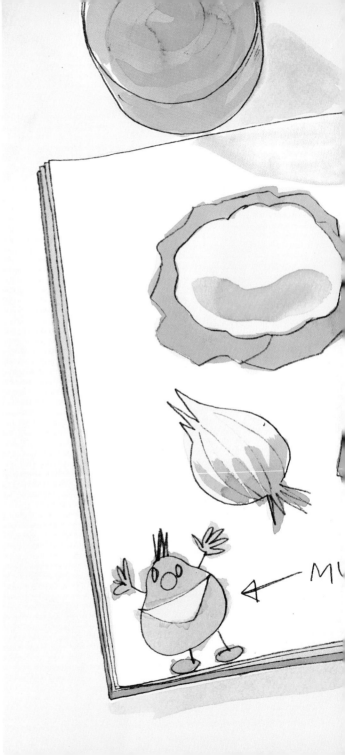

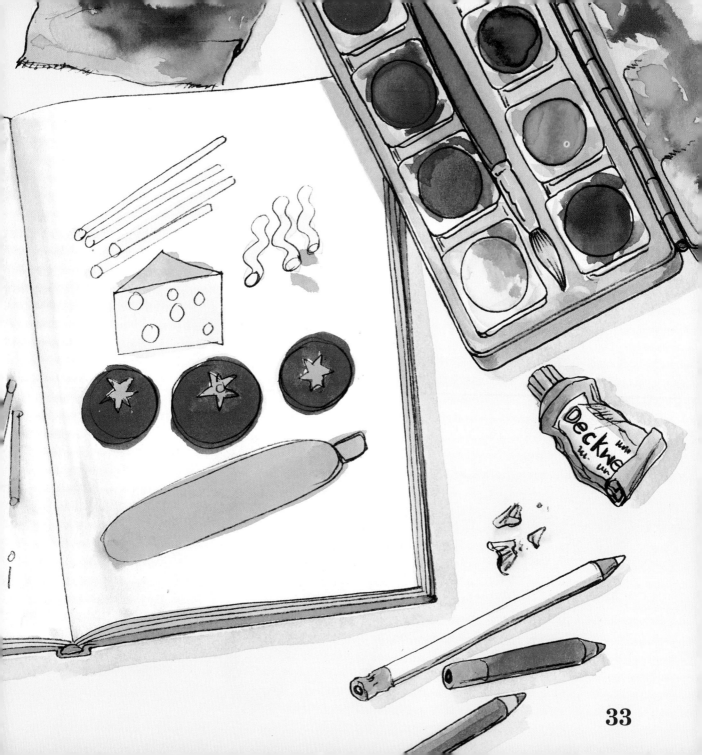

Anna ist tapfer beim Hauttest

Anna sah ihn fragend an, aber da zeigte er auf ihr Tagebuch, und so wußte sie, was er meinte. »Ja«, sagte Anna und freute sich, als sich der Doktor die Bilder anschaute und sagte: »Das sind aber schöne Bilder! Und das hast du alles gegessen?« Anna nickte. »Gab es Tage, an denen deine Haut besonders stark gejuckt hat?« Anna nickte wieder und blickte auf ihre Mama. Annas Mama erzählte dem Doktor von der Katze bei Simone und den Eierkuchen bei Oma und wie sehr Annas Haut danach gejuckt hatte.

»Ja, dann schauen wir heute genau nach, was deine Haut nicht mag.« Der Doktor krempelte Anna den linken Ärmel hoch. »Jetzt pikt es ein bißchen.« »Autsch!«, sagte Anna. Aber eigentlich hatte es gar nicht so doll weh getan. Der Doktor lächelte und sagte: »Du bist aber tapfer, Anna«, dann drehte er sich zu Annas Mama um: »Es dauert etwa zwanzig Minuten, bis wir ein Ergebnis haben. Würden Sie bitte wieder im Wartezimmer Platz nehmen?«

34

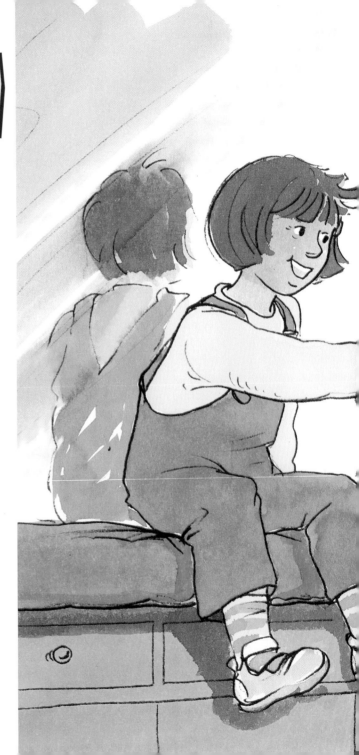

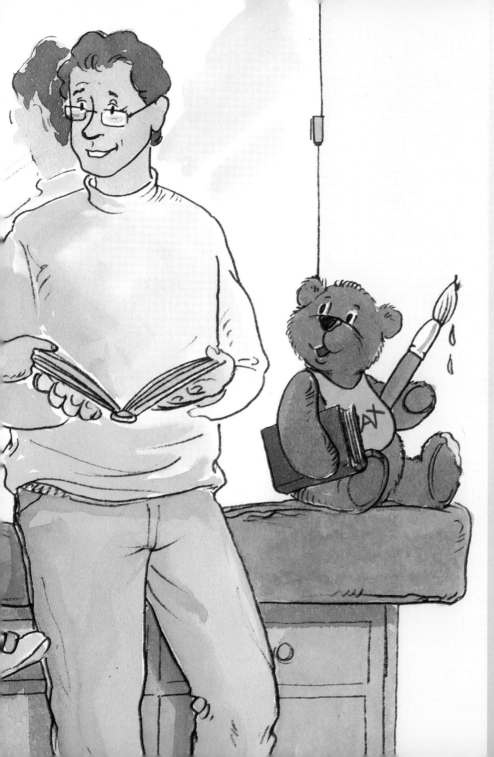

Diagnostische Tests

Im Rahmen der allergologischen Diagnostik kann überprüft werden, ob und gegenüber welchen Allergenen der Organismus eine Überempfindlichkeit ausgebildet hat. Hierzu werden die sogenannten Immunglobulin-E-Antikörper bestimmt, die bei Vorhandensein einer Überempfindlichkeit gegenüber einzelnen Allergenen im Blut zu finden sind. Für diese Bestimmung ist eine Blutentnahme notwendig.

Zusätzlich können Hauttestungen mit den Allergenen durchgeführt werden. Die Allergene werden in einer Lösung auf den Unterarm aufgetropft und mit einer speziellen Nadel (Lanzette) in die obere Hautschicht eingebracht. Nach 20 Minuten wird der Hauttest abgelesen: Entstehen eine Rötung und eine mückenstichähnliche Erhebung (Quaddel) der Haut im Testbereich, wird die Reaktion als positiv gewertet. Der Durchmesser der geröteten Fläche bzw. der Quaddel wird mit einem Lineal ausgemessen und gibt Auskunft über die Stärke der Reaktion.

Die Mama nahm Anna an die Hand, und beide setzten sich auf die Plätze, die noch frei waren. Anna mußte die ganze Zeit auf ihren Arm schauen. An den Stellen, an denen sie gepikt worden war, waren ganz kleine rote Punkte zu sehen. »Ob sich die Murmis jetzt auch ärgern?«, fragte sich Anna. Nach einer Weile wurden die Punkte größer. »Tut es sehr weh?«, fragte Annas Mama. »Nein«, antwortete Anna und versuchte, besonders tapfer zu gucken. Dann wurden sie wieder ins Behandlungszimmer gerufen. Der Doktor schaute sich die Stellen an Annas Arm an und sagte: »Da zeigen sich zusätzlich Hinweise für unseren Verdacht.« Anna verstand erst nicht. Dann sagte der Doktor zu Anna: »Es sieht so aus, als ob die Zellen in deiner Haut keine Katzenhaare, Hühnereier und Birkenpollen mögen.«

»Und Zitronen«, rief Anna. Der Doktor lächelte: »Die Zitronen waren nur ein Beispiel. Aber Hühnerei solltest du probeweise nicht mehr essen. Mal sehen, ob es deiner Haut besser geht, wenn du Hühnerei wegläßt.« Anna überlegte, wann sie das letzte Mal ein Ei gegessen hatte. Sie konnte sich aber nicht erinnern. Auch ins

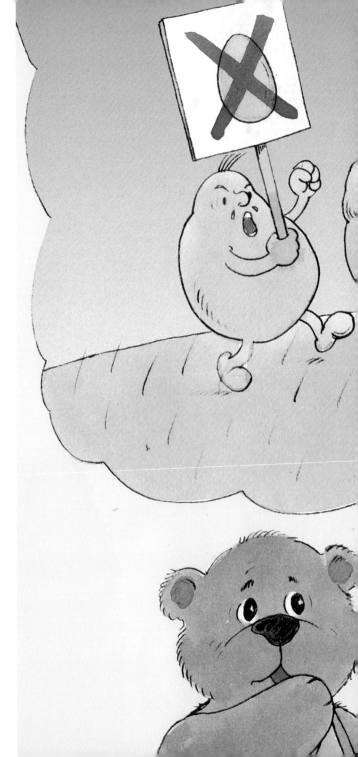

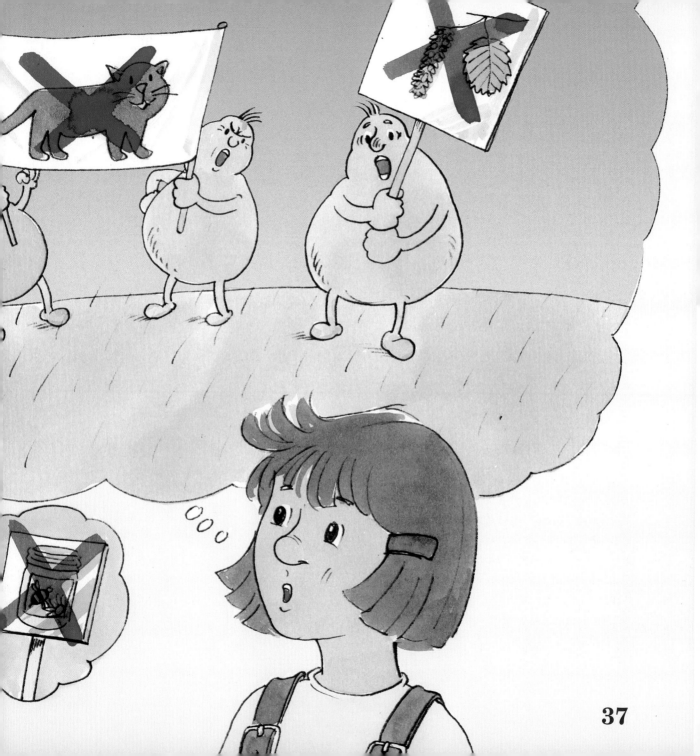

Tagebuch hatte sie keines gemalt. »Eier essen wir eigentlich kaum«, sagte Annas Mama. Der Doktor schaute nachdenklich und sagte dann: »Das Problem ist, daß viele Lebensmittel Hühnerei enthalten, ohne daß man es weiß. Damit Anna genau erfährt, was sie in den nächsten beiden Wochen essen kann, würde ich sie gerne zu einer Ernährungsberaterin schicken.«

Anna wußte nicht genau, was der Doktor meinte und schaute ihn erwartungsvoll an. Der Doktor aber gab Mama einen Zettel und sagte: »Sie sollten noch in dieser Woche dorthin gehen. Je schneller wir den Diätplan von Anna klären, desto besser.« Dann sagte der Doktor: »Tschüs, Anna, bis nächste Woche, und da bekommst du dann Pudding!«

Anna wunderte sich: »Pudding beim Doktor?« Auf der Straße fragte sie ihre Mama: »Wieso esse ich denn Pudding beim Doktor?« Mama sagte: »Der Doktor möchte ganz sicher sein, daß deine Haut kein Hühnerei mag. Und da im Pudding Hühnerei ist, kann er gleich sehen, ob deine Haut anfängt zu jucken.«

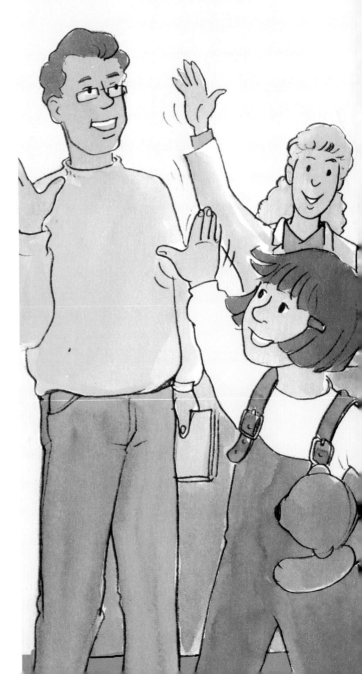

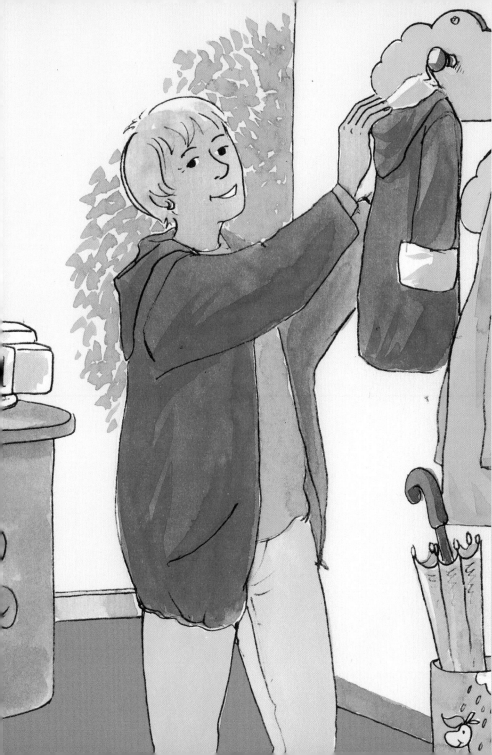

Auslaßdiät

Haben Krankheitsgeschichte, Tagebuch, Bluttest und Hauttest einen Verdacht hinsichtlich eines bestimmten Nahrungsmittels als Auslöser eines Ekzemschubes ergeben, wird eine Auslaßdiät durchgeführt, d.h., das verdächtigte Nahrungsmittel darf über einen bestimmten Zeitraum nicht gegessen werden.

Um eine solche Auslaßdiät konsequent durchführen zu können, ist eine ausführliche Ernährungsberatung vor Beginn der Diät notwendig, da das entsprechende Nahrungsmittel natürlich auch in versteckter Form nicht gegessen werden darf. In der Ernährungsberatung wird deshalb detailliert darauf eingegangen, in welchen Produkten sich das zu meidende Lebensmittel verstecken kann.

Am nächsten Tag ging Anna mit Mama zu Frau Baumann. So hieß die Ernährungsberaterin.

Ein Speiseplan für Anna ...

Bei Frau Baumann im Wartezimmer war es ziemlich voll, und so hatte Anna Zeit, sich die großen Bilder an den Wänden anzuschauen. Alle Bilder zeigten etwas zu essen. Auf dem einen Bild waren Früchte, auf dem anderen Gemüse. Dann war da noch eines, das die verschiedenen Brotsorten zeigte, und eines, auf dem nur Nudeln waren. Gerade als sich Anna fragte, welches Essen die Murmis wohl schlafen ließ, wurde sie aufgerufen.

»Hallo Anna«, sagte Frau Baumann, » der Doktor hat mir erzählt, daß du keine Eier mehr essen solltest. Jetzt stellen wir dir erst einmal einen leckeren Speiseplan für die nächste Woche zusammen.« »Eier ess' ich fast nie«, rief Anna. »Prima, aber Hühnereier sind in ganz vielen Lebensmitteln enthalten, z.B. in Kuchen und in Keksen. Hast du deiner Mama schon ein-

40

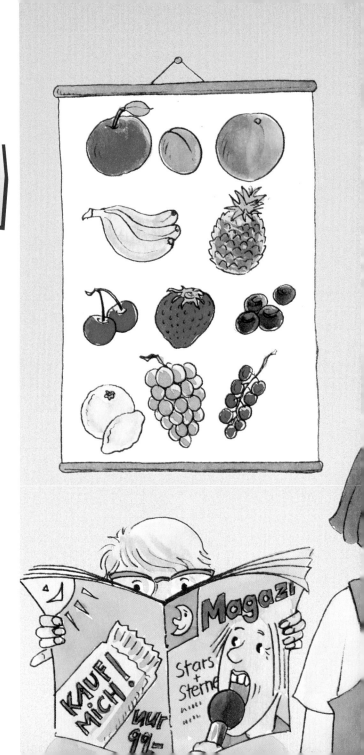

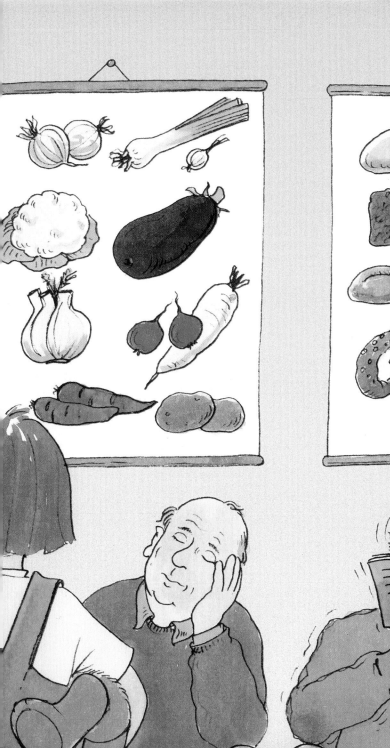

Nahrungsmittelallergie und andere -unverträglichkeitsreaktionen

Viele Nahrungsmittel können ein Allergen darstellen, doch es gibt Lebensmittel, die im Kindesalter besonders häufig Allergien auslösen, wie Hühnerei, Kuhmilch, Soja, Nüsse, Fisch und Weizen. Welche Nahrungsmittel allergische Reaktionen hervorrufen, steht auch im Zusammenhang mit den Verzehrgewohnheiten eines Landes, allerdings kommen mit zunehmender Übernahme fremder Ernährungsgewohnheiten die landesspezifischen Unterschiede immer weniger zum Tragen.

Neben den Nahrungsmittelallergien gibt es auch nichtallergische Unverträglichkeitsreaktionen. Viele Neurodermitiker vertragen z.B. keine Zitrusfrüchte und sollten diese meiden, auch wenn es sich dabei sehr selten um eine Allergie handelt.

41

mal beim Kuchenbacken geholfen?«, fragte Frau Baumann. Anna nickte. »Und kannst du dich noch erinnern, was ihr für den Teig genommen habt?« Anna dachte nach: »Mehl und Zucker«, sagte Anna, aber auf einmal fielen ihr die beiden glitschigen Eier ein, die sie in den Kuchenteig getan hatte. »Eier!«, rief sie laut. Frau Baumann lachte: »Genau! Viele Backwaren, wie z.B. Kuchen und Kekse, und manche Brotsorten sind mit Hühnereiern gebacken, und die solltest du nicht essen.« Anna hörte Frau Baumann zu und rief: »Keine Kekse und kein Kuchen mehr?« Frau Baumann merkte, daß Anna das gar nicht gefiel. »Wann ißt du denn immer Kekse und Kuchen?«, fragte sie. »Wenn wir zu Oma gehen«, sagte Anna. »Und wenn du dann statt Keksen einfach Popcorn ißt?«, fragte Frau Baumann. Anna strahlte: »Popcorn?! Au ja, das gibt es doch sonst nur im Kino!«. Frau Baumann sagte: »Es gibt ganz viele Lebensmittel, die du statt Keksen essen kannst, zum Beispiel Milchreis und Joghurt«. »Ja«, sagte Anna, »aber zuerst will ich Popcorn.«

»Du bekommst dein Popcorn«, sagte die Mama lächelnd und strich

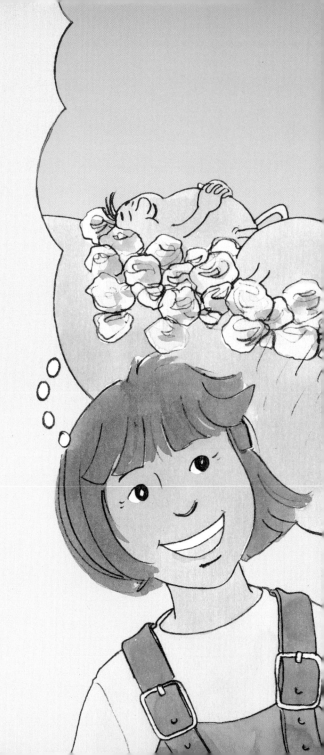

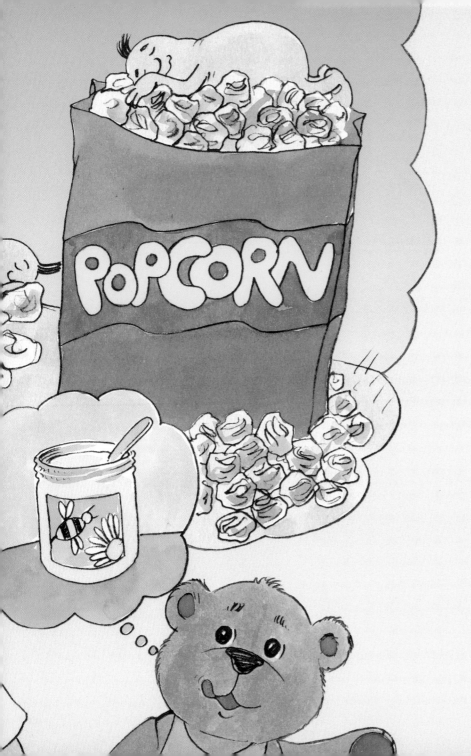

Ernährungsberatung

Auch bei einer Nahrungsmittelallergie bleiben die Grundsätze einer gesunden Ernährung für Kinder (siehe Seite 47) erhalten. Unter dem Motto »So vollwertig wie möglich, so allergenarm wie nötig« müssen dabei unverträgliche Lebensmittel gegen verträgliche Lebensmittel ausgetauscht werden.

Anna liebevoll übers Haar. Dann fragte Annas Mama Frau Baumann: »Gibt es außer Hühnereiern noch etwas?« »Lebensmittel nicht. Nur das, was ihnen der Doktor genannt hatte: Katzenhaare und Birkenpollen«, sagte Frau Baumann. Anna war erleichtert. Niemals hatte sie Katzenhaare gegessen, und von Birkenpollen hatte sie noch nie etwas gehört. Aber dann fiel ihr ein, wie sehr ihre Haut gejuckt hatte, nachdem sie mit Elfie gespielt hatte.

Frau Baumann schaute Anna an: »In deinem Befund steht, daß deine Haut ganz fürchterlich gejuckt hat, als du mit einer Katze gespielt hast. Das liegt daran, daß die Zellen in deiner Haut Katzenhaare nicht mögen.« Das verstand Anna nicht. Elfie war doch so niedlich. Warum sollten sich die Murmis über Elfie ärgern. Sie mochten doch auch Max, warum dann nicht Elfie?

Frau Baumann redete noch ein bißchen mit ihrer Mama. Sie hörte wieder das Wort »Birkenpollen« und irgend etwas mit Frühling, aber Anna hörte nicht mehr richtig zu. Sie überlegte, ob sie nachher Popcorn mit Salz oder Popcorn mit Zucker machen soll-

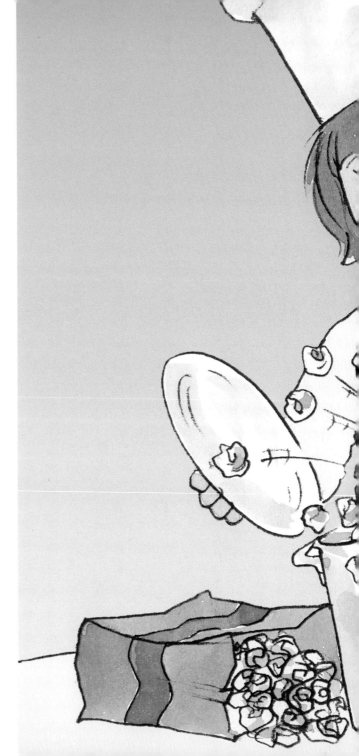

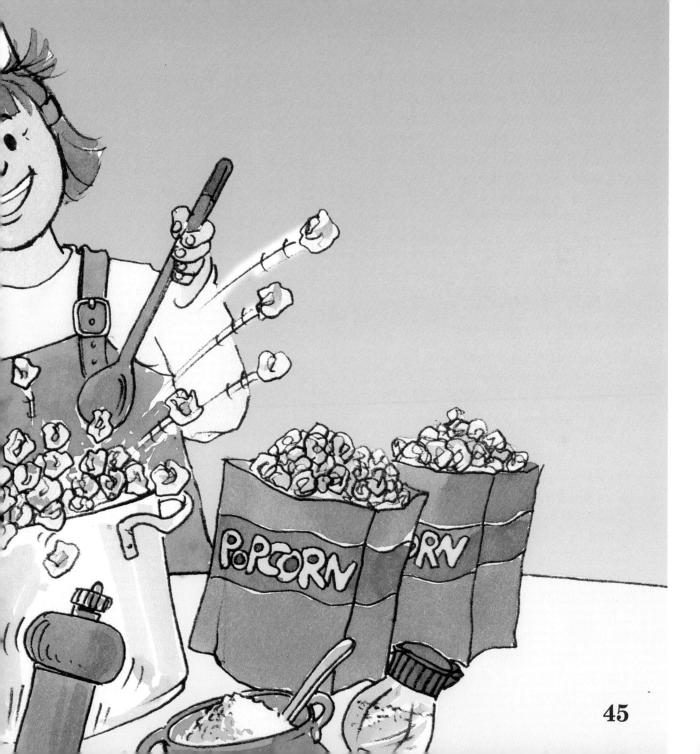

te. Und wie würde wohl Popcorn mit Erdbeerjoghurt schmecken?

»Gehen wir jetzt Popcorn kaufen?«, fragte Anna ihre Mama, als sie auf dem Heimweg waren. »Popcorn und etwas Leckeres fürs Abendessen!«, antwortete die Mama. »Wir machen uns einen schönen Salat.«

Popcorn ist klasse!

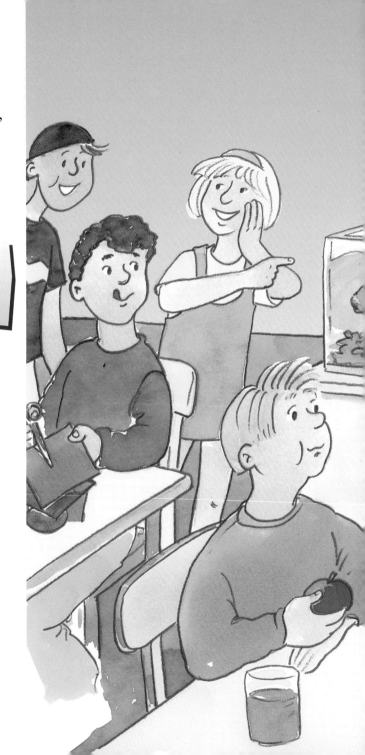

Am Abend, als Annas Papa beim Schlafengehen ihre Haut eincremte, freute sie sich auf den nächsten Tag. Sie hatte den Kindern im Kindergarten ein bißchen Popcorn übriggelassen. Und morgen sollten alle mal probieren.

Jeden Morgen zum Frühstück wollte Anna nun Popcorn essen. Das erlaubte ihr die Mama aber nicht: »Popcorn ist doch keine richtige Mahlzeit, das ißt man doch nur zwischendurch«, erklärte die Mama. Aber auch ohne Popcorn hatte Anna beim Frühstück gute Laune. Sie wußte jetzt immer mehr über die Murmis, was sie schlafen ließ und

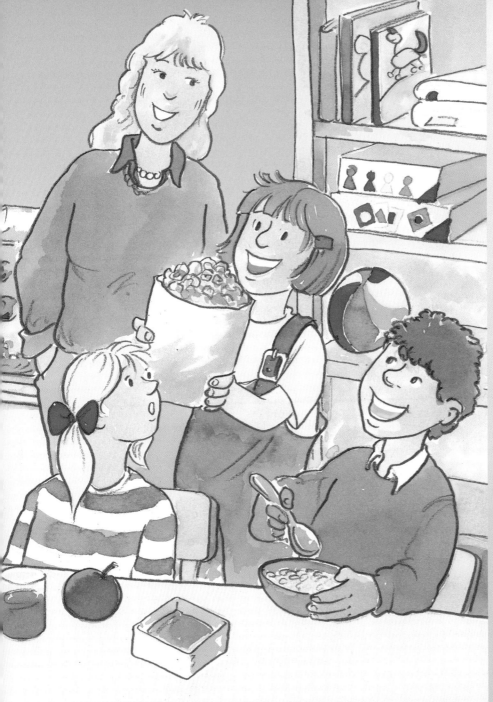

Ernährung bei Nahrungsmittel-allergie bzw. -unverträglichkeit

Oberstes Ziel beim Vorliegen einer Nahrungsmittelallergie ist, das oder die relevante(n) Lebensmittel strikt zu meiden und einen gleichwertigen Ersatz zu finden (siehe Seite 58). Es gibt keine allgemein gültige Allergie-diät! Für jeden Nahrungsmittelaller-giker muß ein individueller Diätplan aufgestellt werden. Dieser ist darauf ausgerichtet, einerseits die Symptome (z.B. Ekzeme), andererseits aber auch mögliche Mangelerscheinungen (z.B. bestimmter Vitamine) zu vermeiden.

Im Kindesalter sind die Bedarfs-werte für Vitamine und Mineralstoffe, aber auch für Hauptnährstoffe je nach Alter sehr unterschiedlich. Daher braucht, selbst bei gleicher Nahrungsmittelallergie (z.B. Kuh-milchallergie), ein 10jähriger Junge einen anderen Diätplan als ein 3jähriges Mädchen. Die Ernährungs-pläne sollten deshalb immer in Zusammenarbeit mit einer erfahre-nen Diätassistentin erarbeitet wer-den.

was sie ärgerte. Sie ärgerten sich über Katzenhaare, Kekse und Kuchen, aber bei Popcorn konnten sie schlafen wie die Murmeltiere.

Wiedersehen mit Georg

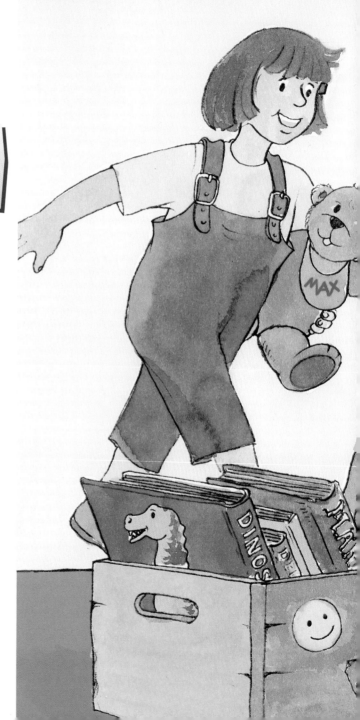

Nach einer Woche gingen Anna und ihre Mama wieder zum Doktor. Anna kannte den Weg schon gut. Sie lief die Treppen hinauf und schlüpfte durch die Tür, ohne auf ihre Mama zu warten. Als sie ins Wartezimmer ging, sah sie einen Jungen, der sich die Kiste mit den Kinderbüchern anschaute. »Ist das nicht Georg?«, überlegte Anna. Sie rief: »Georg!« Der Junge drehte sich um und lächelte Anna an. Anna ging auf ihn zu und setzte sich neben ihn. »Ich kann heute hier Pudding essen«, sagte Anna und schaute auf Georgs Hände und Arme, die nicht mehr so rot waren wie beim letzten Mal. »Ich hab' hier auch schon Pudding gegessen, jetzt darf ich aber keinen mehr essen«, sagte Georg. »Ich eigentlich auch nicht«, sagte Anna, »keinen Pudding, keine Kekse,

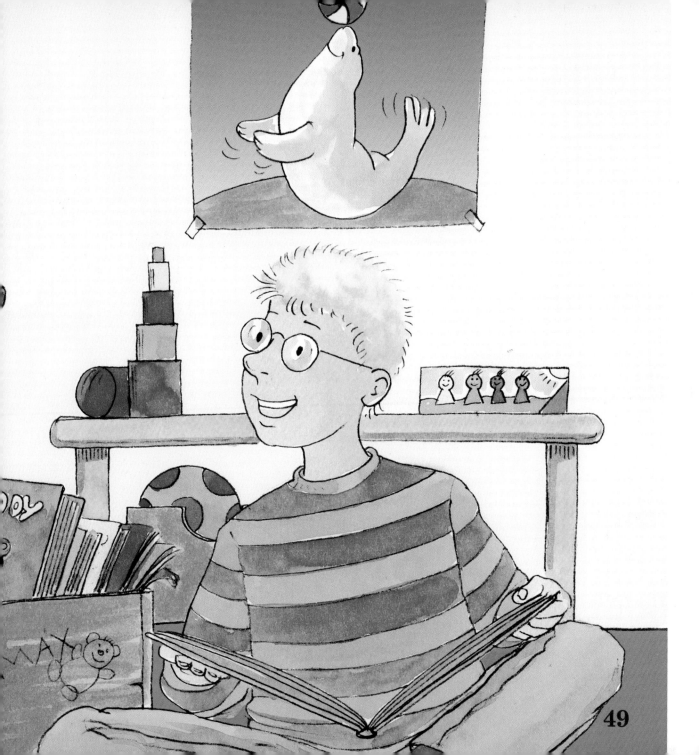

49

keinen Kuchen, alles wo Eier drin'
sind.« »Und ich darf keinen Pudding,
keinen Kuchen und keine Kekse essen
und keine Milch trinken«, sagte
Georg. »Keine Milch?«, rief Anna
erstaunt und dachte an ihren Kakao,
den sie jeden Morgen trank. »Aber
dafür bekomme ich Sojamilch«, sagte
Georg. »Kenn' ich nicht«, sagte Anna,
»schmeckt das?« »Lecker«, sagte
Georg, »willst du mal probieren?«
Georg stand auf und ging zu seiner
Mama. Als er wiederkam sagte er:
»Meine Mama hat keine Sojamilch
dabei, aber du kannst mich besuchen
kommen. Dann können wir Memory
spielen.« »Au ja!«, rief Anna, »und ich
bring' Popcorn mit.« Anna lief zu
ihrer Mama, die sich gerade hingesetzt
hatte. »Kann ich morgen zu Georg?«,
bettelte Anna.

Georgs Mama hatte Anna schon
angelächelt. Jetzt ging sie auf Annas
Mama zu und setzte sich neben sie.
»Bitte!«, rief Anna noch einmal und
ging wieder zu Georg. Als er aufgerufen wurde, kam Georgs Mama auf sie
zu und sagte: »Morgen könnt ihr wei-
terspielen, da kommst du nämlich mit
deiner Mama zu uns zu Besuch.

50

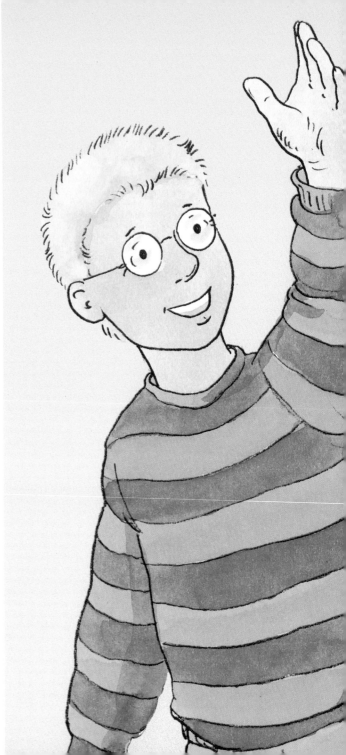

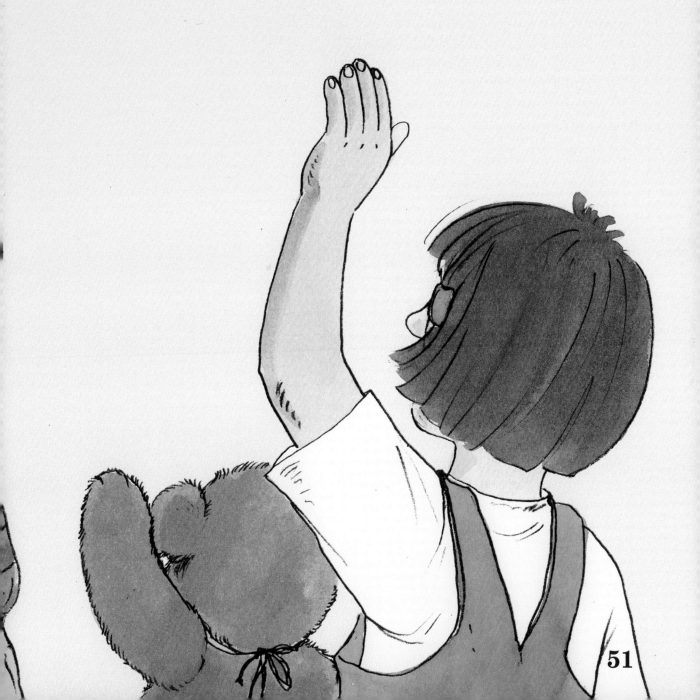

51

Tschüs Anna!« Anna freute sich.
»Tschüs!«, rief sie und schaute Georg
und seiner Mama nach, wie sie im
Sprechzimmer verschwanden.

Der Pudding-Test

Als Anna mit ihrer Mama aufgerufen wurde, dachte sie schon gar nicht
mehr an den Pudding. Sie freute sich
auf die Sojamilch, die sie morgen bei
Georg probieren würde. Der Doktor
fragte Mama noch nach den Cremes
und gab ihr eine neue Packung. Dann
bekam Anna ein Schüsselchen mit
Pudding, das sie im Wartezimmer
essen sollte. Die anderen Kinder guck-
ten ein bißchen komisch, als sie Anna
den Pudding essen sahen. »Die dürfen
bestimmt auch bald Pudding essen«,
dachte Anna. Als sie aufgegessen
hatte, schaute Anna auf ihre Arme.
Nichts passierte. Dann wurde sie mit
ihrer Mama wieder aufgerufen. Der
Doktor schaute sich Annas Arme ganz
genau an, dann sagte er: »Tja, Anna,
nun können wir ganz sicher sein: Die

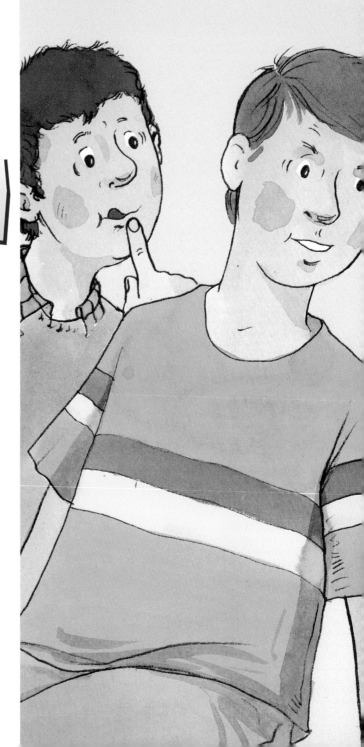

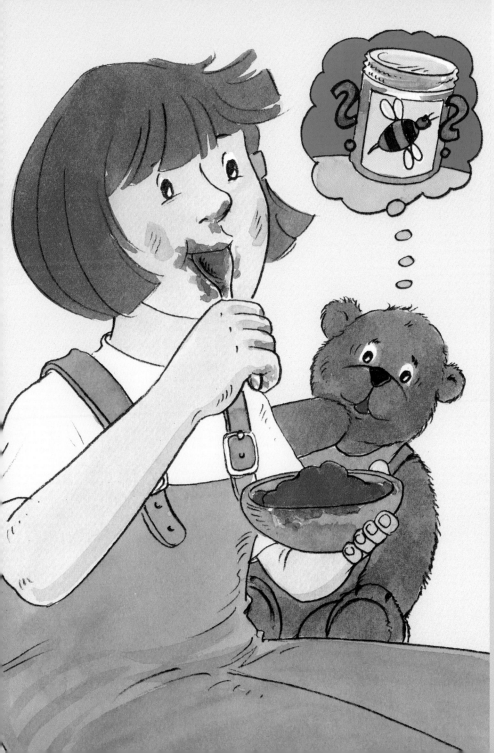

Provokation

Im Anschluß an eine Auslaßdiät wird eine sogenannte orale Provokationstestung, d.h. ein Verzehrversuch mit dem verdächtigten Nahrungsmittel, durchgeführt, um zu überprüfen, ob die Ekzeme der Haut tatsächlich durch den Verzehr beeinflußt werden. Ein solcher Versuch sollte immer im Beisein eines Arztes und nie im Selbstversuch stattfinden! Nach dem Verzehr des verdächtigten Lebensmittels ist eine Beobachtungszeit von zwei Tagen notwendig, da die Ekzeme mit einer zeitlichen Verzögerung auftreten können. Trotz des Zeitaufwandes sollte auf diese Testung nicht verzichtet werden, da sie die *einzige sichere* Nachweismethode darstellt und verhindert, daß bestimmte Nahrungsmittel möglicherweise grundlos vermieden werden.

Zellen in deiner Haut mögen wirklich kein Hühnerei. Was du in Zukunft nicht mehr essen darfst, hat dir ja bereits Frau Baumann erklärt.« Anna guckte sich nun ihre Haut an. Tatsächlich, ganz kleine rote Flecken zeigten sich auf ihrer Haut. »Bei dir reagiert die Haut aber schnell«, sagte der Doktor. »Bei anderen Kindern dauert es manchmal ein bis zwei Tage, dann ist es oft gar nicht so leicht, herauszufinden, was die Zellen in der Haut nicht mögen.«

Auf dem Heimweg dachte Anna die ganze Zeit an Georg. Georg hatte also auch Murmis, und seine Murmis ärgerten sich sogar über Milch.

Am Abend, bevor Papa Anna mit der Creme einschmierte, packte sie alles zusammen, was sie mit zu Georg nehmen wollte: ihr Tagebuch, ihre Malstifte und eine Tüte Popcorn. »Ob eine Tüte wohl reicht?«, fragte sich Anna und schlief ein.

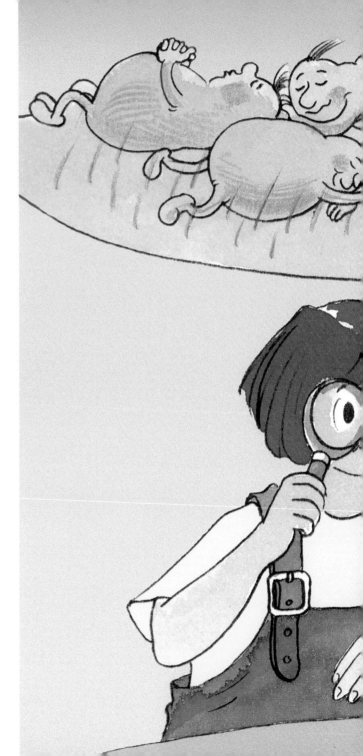

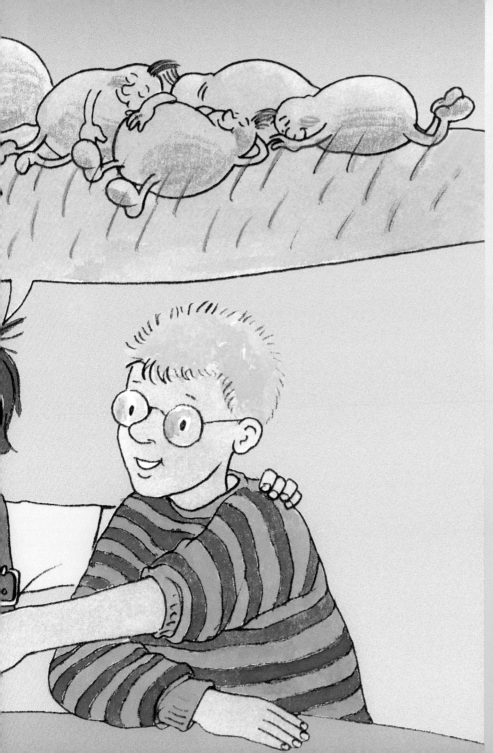

Prognose einer Nahrungsmittelallergie

Kinder »wachsen« häufig bis zum Schulalter aus ihrer Allergie »heraus«, d.h., der Körper verliert die Überempfindlichkeit gegenüber dem unverträglichen Nahrungsmittel nach konsequenter Meidung wieder. Deshalb ist das Ergebnis einer Testung im Kindesalter jeweils nur für ca. ein bis zwei Jahre gültig, dann erfolgt eine erneute Testung.

Dieses Vorgehen ist trotz aller Mühe sinnvoll, da die Lebensmittelauswahl für das Kind nicht unnötig eingeschränkt werden sollte!

Anhang

Hautpflege bei der atopischen Dermatitis (Neurodermitis) ....

Der Salbenbehandlung kommt bei der atopischen Dermatitis eine außerordentliche Bedeutung zu. Sie dient einerseits der Pflege der Haut, andererseits stellt sie durch zugesetzte Wirkstoffe die grundlegende Behandlung dar. Die regelmäßige Pflege der Haut sollte mit einer angemessen rückfettenden Salbe durchgeführt werden, da die Haut eines Neurodermitikers trocken ist. Hierbei muß beachtet werden, daß der Einsatz von z. B. wasserhaltigen Lotionen die Haut zusätzlich austrocknen und somit ein Ekzem hervorrufen kann. In der Regel sind Wasser-in-Öl-haltige Salben gut veträglich. Der Zusatz von 3-10% Harnstoff in die Pflegesalbe hat sich bewährt, da der natürlicherweise in der Haut vorkommende Harnstoff bei der atopischen Dermatitis reduziert ist. Die Gabe dieses feuchtigkeitsbindenden Wirkstoffes ist ein Basistherapeutikum, allerdings kann eine 5-10%-haltige Harnstoffsalbe kurzfristig Juckreiz oder Brennen verursachen. Der Fettgehalt der Salben muß dem Hautzustand angepaßt werden. Generell gilt, je entzündeter die Haut desto weniger fett darf die gewählte Salbe sein.

Antimikrobielle Wirkstoffe haben einen festen Platz in der Behandlung des atopischen Ekzems, da Bakterien auf der Haut die Entzündung fördern. Durch ihren Einsatz kann die bakterielle Last der Haut vermindert und somit die Entzündung in der Haut verringert werden. Während die Behandlung mit Farbstoffen in der Kinderheilkunde auch heute noch weit verbreitet ist, sind weitere, neuere antimikrobiell wirksame Stoffe, die nicht zu einer bleibenden Färbung der Haut und somit Beeinträchtigung führen, inzwischen etabliert.

Cortison ....

Cortison spielt bei der Lokalbehandlung des atopischen Ekzems eine wichtige Rolle. Aufgrund der entzündungshemmenden Wirkung ist es in der Lage, den Juckreiz-Kratz-Zyklus wirksam zu durchbrechen. Zahlreiche verschiedene Cortisonpräparate mit verschieden starker Wirksamkeit ermöglichen eine abgestufte, patientenorientierte, nebenwirkungsarme Therapie. Die heutzutage allgemein herrschende Angst vor Cortison ist nicht gerechtfertigt, wenn eine sachgemäße Handhabung erfolgt. Diese führt langfristig zu einem hervorragenden Therapieerfolg mit geringen Nebenwirkungen. Es gibt schwach bis stark wirksame Cortisone. Ein schwaches Cortison ist z. B. Hydrocortison (0,5-1%) oder Prednisolon, das besonders bei der Behandlung von Säuglingen und Kleinkindern bzw. schwach ausgeprägten Ekzemen eingesetzt wird. Diese können in Ausnahmefällen auch einmal kurzfristig im Gesicht angewendet werden, das ansonsten regelmäßig von einer Therapie mit mittel- oder starkwirksamem Cortison ausgespart bleiben sollte. Mittelstark- und starkwirksame Steroide sollten immer als Intervall-, nie als Langzeittherapie eingesetzt werden. Die Schäden der Haut durch Cortison (Dünnerwerden, vermehrte Blutungsneigung) können durch eine Intervalltherapie sehr gering gehalten werden. Bei der Intervalltherapie kann entweder ein stark wirksames Cortison über einen Zeitraum von wenigen Tagen, oder ein mittelstark wirksames Cortison für wenige Tage mit Übergang auf ein schwach wirksames Cortison durchgeführt werden.

Gesunde Ernährung für Kinder .....

Um die Auswahl der Lebensmittel für die Ernährung von Kindern zu erleichtern, hat das Forschungsinstitut für Kinderernährung (FKE)[1] unter dem Begriff »Optimierte Mischkost« drei einfache Regeln aufgestellt:

● pflanzliche Lebensmittel und Getränke reichlich,
● tierische Lebensmittel mäßig,
● fettreiche Lebensmittel sparsam.

Diese Regeln verdeutlichen, daß der Hunger in erster Linie über Grundnahrungsmittel wie Brot, Kartoffeln, Nudeln und Reis gedeckt werden soll, und zwar bevorzugt in Form von Vollkornbrot, Pellkartoffeln, Vollkornnudeln und ungeschältem Reis. Natürlich dürfen auch weniger vollwertige Alternativen wie Backwaren aus Feinmehl, geschälter Reis etc. gegessen werden. Für zwischendurch bieten sich Gemüse und Obst an. Tierische Lebensmittel wie Milch und Milchprodukte, Fleisch und Fisch spielen ebenfalls eine wichtige Rolle in der Kinderernährung, sind aber nicht in der gleichen Menge wie die vorher genannten pflanzlichen Lebensmittel notwendig. Süßigkeiten, Kuchen, Eis und Gebäck sind zwar keine empfohlenen Nahrungsmittel, da sie kaum wichtige Nährstoffe enthalten, stellen aber in Maßen kein Problem dar: Welches Kind möchte schon ganz auf Süßigkeiten verzichten?!

Wichtig ist, daß es sich um eine gemischte Kost handelt, damit die Kinder alle notwendigen Nährstoffe aus den unterschiedlichen Lebensmittelgruppen erhalten. Bei einer gut zusammengestellten, abwechslungsreichen Mischkost sind Vitamin- und Mineralstofftabletten in der Regel nicht notwendig, allerdings sollten Sie zur Unterstützung einer ausreichenden Versorgung mit Spurenelementen fluoridiertes Jodsalz verwenden. Einseitige Ernährungsformen, z. B. eine Kost ohne Gemüse und Obst, aber mit viel Fleisch und Wurst oder eine vegetarische Ernährung ohne Milchprodukte oder überwiegend Süßes und Fast-Food-Produkte können sich auf längere Sicht nachteilig auswirken.

Alternativen bei Nahrungsmittelallergien ....

Verträgt Ihr Kind bestimmte Lebensmittel nicht, müssen Alternativen gefunden werden:

● Wie können Sie die Lieblingsgerichte Ihres Kindes auch ohne das betreffende Nahrungsmittel zubereiten?

● Wie decken Sie den Nährstoffbedarf ihres Kindes auch bei Vermeidung bestimmter Lebensmittel?

Bei einer Unverträglichkeit bestimmter Obstsorten lassen sich diese einfach durch viele andere leckere Obstsorten ersetzen. Hat Ihr Kind aber eine Allergie auf ein Grundnahrungsmittel wie Milch, Ei oder Weizen, sollten Sie unbedingt eine Ernährungsberatung in Anspruch nehmen, um darüber aufgeklärt zu werden, *wo* das betreffende Lebensmittel überall vorkommen kann (oft versteckt!), und *wie* Sie es vermeiden können. Die folgende Liste gibt hilfreiche Tips hinsichtlich möglicher Alternativen zu den häufigsten Nahrungsmittelallergenen im Kindesalter, ersetzt aber keine Ernährungsberatung!

[1] *Broschüren des FKE erhalten Sie gegen eine Schutzgebühr über die Deutsche Gesellschaft für Ernährung -Broschürenversand- Postfach 930201, 60457 Frankfurt/Main, Tel.: 069 / 97 68 03-20*

Zu meidendes Nahrungsmittel	Alternative
Kuhmilch	Produkte auf Sojabasis (nicht vor dem 2. Lebensjahr) ● Sojamilch (bevorzugt calciumangereichert) ● Soja-«Sahne»/ Soja-«Schmand» (Alpro Soja Cuisine®, SojaDream®, Soja Cremig neutral®) ● Sojadesserts Milch von anderen Säugetieren (Schafsmilch/ Ziegenmilch) nur in Absprache mit Ihrem Arzt, da häufig auch nicht verträglich! Reismilch, Mandelmilch, Cocosmilch können die Kuhmilch küchentechnisch ersetzten, sind aber kein Calciumersatz! Calciumangereicherte Säfte dagegen können zur Deckung des Calciumbedarfs beitragen, bieten aber keinen küchentechnischen Ersatz.
Hühnerei	Da in unserer Ernährung i. d. R. ausreichend Protein vorkommt, geht es bei Alternativen für Hühnerei in erster Linie um einen küchentechnische Ersatz. Achtung: Die Bezeichnung »Eiweiß« in der Nährwertananlyse eines Lebensmittels ist nicht gleichzusetzen mit Hühnereiweiß. Fast jedes Lebensmittel beinhaltet Eiweißbestandteile (Weizeneiweiß, Fleischeiweiß etc.). Kontrollieren Sie deshalb die Zutatenliste, ob Hühnerei enthalten ist. **Beim Backen** ● Ei-Ersatzpulver (im Reformhaus oder über den Handel zu beziehen) Hammermühle®, Sibylle-Diät®, Loprofin® ● 1/2 Tl Natron auf 100 g Mehl ● 1 EL Sojamehl auf 100 g Mehl ● pürierte Bananen statt Ei ● Teige ohne Ei: Hefeteig ohne Ei, Strudelteig aus Mehl, Wasser und Öl, Mürbeteig evtl. mit Nußmus **Beim Kochen (Binden)** ● Stärkemehle (Mais-, Kartoffelmehl) ● Mehlschwitze ● Reismehl ● Buchweizenmehl ● Verdickungsmittel (Johannisbrotkernmehl E410, Guarkernmehl E412, Agar Agar E406, Carrageen E407, Gelatine, Sago)
Weizen	Weizen spielt nicht nur bei Brot und Backwaren eine Rolle, sondern kann auch in geriebenem Parmesan, Produkten mit Malz, Würstchen und Süßigkeiten auftauchen. **Getreide:** Roggen, Roggenmehl Reis, Reiswaffeln, Reismehl, Reisnudeln Mais, Maisstärke, Polenta, Cornflakes Gerste, Gerstengraupen, Hafer Buchweizen, Hirse, Quinoa, Amaranth Kartoffelstärke, Sago aus Topinambur evtl. Dinkel (wird nur von einigen Weizenallergikern vertragen) **Backwaren:** 100%iges Roggenbrot, Roggenknäckebrot Maiswaffeln, Reiswaffeln, glutenfreie Backwaren evtl. Dinkelbrot (s. Dinkel)

Kreuzreaktionen (pollenassoziierte Nahrungsmittelallergien) ....

Bei einigen Allergien gegenüber Pollen wird bei bis zu 70% der Betroffenen beobachtet, daß zusätzlich zum Allergen auch bestimmte Nahrungsmittel nicht vertragen werden. Diese Reaktionen werden als Kreuzreaktionen oder als pollenassoziierte Nahrungsmittelallergien bezeichnet. Eine Allergie auf Birkenpollen kann Reaktionen auf Äpfel und Haselnüsse nach sich ziehen. Bei einer Beifußallergie werden in vielen Fällen Sellerie, Möhren und eine Reihe von Gewürzen nicht vertragen. Gräserpollenallergiker können auf Getreidemehle, Soja und/oder Erdnuß reagieren. Die pollenassoziierten Nahrungsmittelallergien sind besonders in der Zeit des betreffenden Pollenfluges zu beobachten (s. Pollenflugkalender auf Seite 60).

Die häufigsten »pollenassoziierten« Nahrungsmittel sind in der folgenden Tabelle zusammengestellt.

Pollen	Birke, Hasel, Erle	Beifuß	Gräser, Roggen
häufig assoziierte Nahrungsmittel	Haselnüsse	(Stangen-) Sellerie	Roggenmehl
	andere Nüsse (Paranuß, Walnuß)	Karotte	Weizenmehl
	Kernobst (Apfel, Birne)	Nachtschattengewächse (Kartoffel, Paprika, Tomate, Chilli)	andere Mehle
	Steinobst (Kirsche, Zwetschge, Pfirsich, Nektarine, Aprikose)	viele Kräuter (Basilikum, Thymian, Salbei u. a.)	Soja und Sojaprodukte
	exotische Früchte (Kiwi, Mango)	viele Gewürze (Anis, Kümmel, Kamille, Koriander u. a.)	Erdnuß und Erdnußerzeugnisse
	Knollensellerie		
	z. T. Gewürze	Melone, Kürbis	

Nicht-allergische Unverträglichkeitsreaktionen ....

Deutlich von einer Nahrungsmittelallergie abzugrenzen sind nicht-allergische Unverträglichkeitsreaktionen. Zitrusfrüchte sind wohl die bekanntesten Auslöser von Ekzemreaktionen, die auf nicht-allergischem Wege hervorgerufen werden. Auch andere natürliche Lebensmittel, wie Tomaten oder gereifter Käse und in seltenen Fällen auch Zusatzstoffe wie Konservierungsmittel und Farbstoffe, können solche Reaktionen auslösen. Im Gegensatz zur Allergie, bei der kleinste Mengen zu Überempfindlichkeitsreaktionen führen können, ist das Auftreten nicht-allergischer Unverträglichkeitsreaktionen häufig abhängig von der verzehrten Menge. So ist es möglich, daß kleine Mengen der

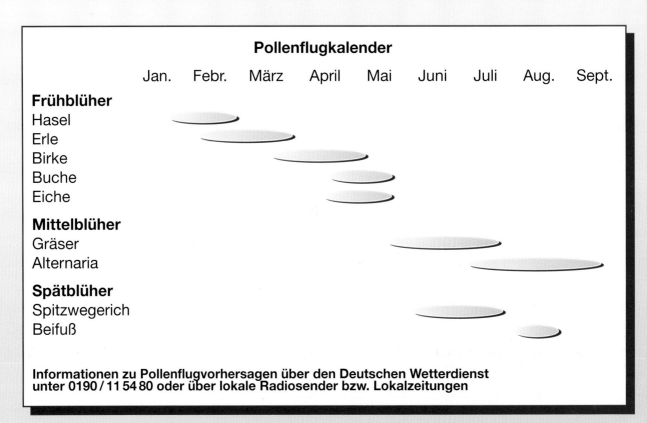

Pollenflugkalender

	Jan.	Febr.	März	April	Mai	Juni	Juli	Aug.	Sept.

Frühblüher
Hasel
Erle
Birke
Buche
Eiche

Mittelblüher
Gräser
Alternaria

Spätblüher
Spitzwegerich
Beifuß

Informationen zu Pollenflugvorhersagen über den Deutschen Wetterdienst unter 0190 / 11 54 80 oder über lokale Radiosender bzw. Lokalzeitungen

bekannten Auslöser problemlos vertragen werden, während größere Mengen Symptome hervorrufen. Die einzige Möglichkeit herauszufinden, ob eine nicht-allergische Unverträglichkeit vorliegt, ist die orale Provokationstestung nach vorheriger Meidung verdächtiger Substanzen (Auslaßdiät). Blut- und Hauttests sind im Rahmen der Diagnostik bei nicht -allergischen Unverträglichkeitsreaktionen nicht geeignet. Nur die positive orale Provokation kann den Beweis dafür erbringen, daß ein Zusammenhang zwischen dem Verzehr bestimmter Nahrungsmittel und dem Auftreten von Symptomen (z. B. Ekzemen) besteht. Eine solche Testung sollte nur in Absprache mit Ihrem Arzt vorgenommen werden.

Es kann also festgehalten werden, daß zahlreiche Nahrungsmittel bei der Neurodermitis eine krankheitsfördernde Rolle spielen können. Ihre Identifizierung kann aber nur individuell erfolgen. Um die notwendigen Testverfahren sinnvoll festzulegen und – falls erforderlich – gezielt anzuwenden (Blutentnahme, Hauttest, Diät) sollte dies immer mit Hilfe eines Arztes erfolgen, der Erfahrungen auf dem Gebiet der (kindlichen) Neurodermitis und/oder Allergologie hat. Ergeben die durchgeführten Tests, daß sich der Verzehr bestimmter Nahrungsmittel negativ auf die Haut auswirkt, sollten diese Nahrungsmittel konsequent gemieden *und* sinnvoll ersetzt werden.